JN126248

ゼロから始める
運転免許に関連する診療

医師はなぜ診断書の作成を誤るのか？

川畑信也

八千代病院神経内科部長
愛知県認知症疾患医療センター長

中外医学社

はじめに

　高齢者の運転免許更新の厳格化を目的に 2017 年 3 月に道路交通法が改正になり，さらに 2022 年 5 月の改正によって再び免許更新の仕組みが変更になってきています．2017 年の改正以来，認知症の有無を判断するために医師の診断が必要になり，私たち医師の役割も増大してきています．

　著者は，愛知県公安委員会認定医であり臨時適性検査を担っている医師です．その経験から 2018 年に「知っておきたい改正道路交通法と認知症診療」（中外医学社）を刊行いたしました．幸いにも好評を得て多くの読者の方に読んでいただいているようです．本書は，その後の臨床経験を踏まえて内容を一新したうえで書き下ろしたものです．2017 年以来現在まで運転免許に関連する診療にて 400 名以上の患者を診察してきていますが，そのなかで他医が作成した診断書について公安委員会が疑義事例と判断し，著者の外来に臨時適性検査として受診してくる患者も少なくありません．それらの患者の診断書を吟味すると，多くの医師が運転免許に関連する診療を十分理解していないことに気づくのです．認知症と診断しているにもかかわらず生活障害はないとする診断書，改訂長谷川式簡易知能スケール HDS-R が 13 点なのに認知症ではないとする診断書などを散見するのです．診断書に整合性が欠けることから疑義事例と判定されているのです．医師は，なぜこのような診断書を作成するのでしょうか．おそらく運転免許に関連する診療を正確に理解していないからだと思います．

　本書は，わが国における運転免許の実態から解説をはじめ医師が知っておきたい改正道路交通法の知識，現在のわが国における運転免許更新の仕組み，運転免許に関連する診断書作成において医師はなぜ誤った診断書を作成するのか，整合性のある診断書作成のポイント，運転免許に関連する診療の問題点などについてわかりやすくかつ実践に役立つ内容を中心として解説をしています．運転免許に関連した診断書を作成しようと考えている医師にとって必要な知識をすべて本書に書き込んでいると自負するところです．本書が運転免許に関連する診療に関心を持つ医師の学修に役立つことを希望しております．

2023 年 4 月

川 畑 信 也

目　次

わが国の交通事故と
高齢者の自動車運転の実態

　わが国は世界に類をみないスピードで高齢社会が進んでおり，そのなかで高齢者の自動車運転は重大な人身事故を引き起こしていることなどを含めて世間の注目を浴びるテーマになってきている．本章では，わが国における交通事故の実態を中心に自動車運転に関する統計資料を紹介していく．

 ## わが国における運転免許保有者数

　わが国の運転免許保有者数は，1969 年に 24,782,107 人であったが経年的に増加していき，2008 年に初めて 8 千万人を超え，2021 年末では 81,895,559人が保有するに至っている．図1 は，2021 年末における年齢層別にみた運転免

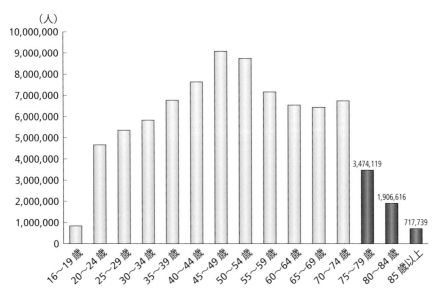

図1 年齢層別にみた運転免許保有者数（2021 年末）
（警察庁交通局運転免許課．運転免許統計 令和 3 年版から作成）

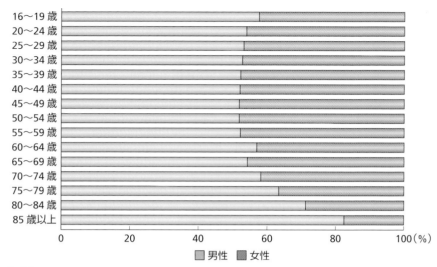

図 2　年齢層別，男女別にみた運転免許保有者数の構成（2021 年末）
（警察庁交通局運転免許課．運転免許統計　令和 3 年版から作成）

許保有者数を示したものである．75 歳以上の保有者数は 6,098,474 人で全保有者数の 7.4％に該当しており，免許更新時に認知機能検査を受検する義務を課せられている．図2 は，年齢層別，男女別にみた運転免許保有者数の構成比を示したものである．64 歳までの男女比はほぼ半数ずつであるが，65 歳を超えると男性の保有者数が女性を徐々に上回るようになり，75 歳以上では男性 68.2％，女性 31.8％，85 歳以上では男性 82.5％，女性 17.5％になっている．運転免許に関連する診療でも男性患者の受診が多いことが予想される．ちなみに，著者のもの忘れ外来で運転免許に関係しない初診患者 5,922 名（男性 2,340 名，女性 3,582 名）では男女比は 1：1.5 であったのに対して，運転免許に関連する診療での初診 290 名（男性 215 名，女性 75 名）では 2.9：1 と対照的であった．

わが国における交通事故死者数の推移

わが国では，1988 年から 1995 年にかけて交通事故死者数(24 時間以内)が 1 万人を超えた時期もあったが，シートベルト着用の義務化と飲酒運転の厳罰化などが功を奏して，その後，交通事故死者数は減少の一途を辿っている．図3 は，

2

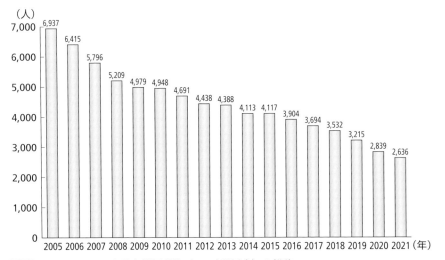

図3 わが国における交通事故死者数（24時間以内）の推移
〔警察庁. 令和3年中の交通事故死者数について. https://www.npa.go.jp/publications/
statistics/koutsuu/toukeihyo.html（2022年12月21日閲覧）から作成〕

2005年から2021年までの交通事故死者数をグラフで示したものである. 2016年に初めて死者数が4,000人を下回り，2021年には2,636人になっている.

図4は，高齢者（65歳以上）の交通事故死者数の推移を示したものである. 交通事故による高齢者の死者数は絶対数でみると漸減していることがわかるが，全体の死者数も減少していることから高齢者の比率は増加傾向を示しており，2011年の49.2%から2021年には57.7%に及んでおり，全死者数の半数を超える状況になっている.

高齢運転者による死亡事故件数の推移

図5は，75歳以上の高齢運転者による死亡事故件数とその構成比を示したものである. 2007年以降の統計をみると，高齢者人口が増加しているにもかかわらず75歳以上の高齢運転者が死亡事故を起こしている件数自体は決して増加していなかったことがわかる. 2007年から2019年では400件台で推移しており，2020年に333件，2021年に346件となっている. ただし，全死亡事故

JCOPY 498-32898

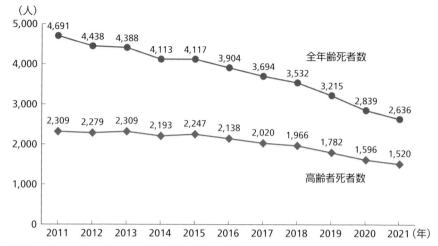

図4 高齢者（65歳以上）交通事故死者数の推移

〔警察庁. 令和3年中の交通事故死者数について. https://www.npa.go.jp/publications/statistics/koutsuu/toukeihyo.html（2022年12月21日閲覧）から作成〕

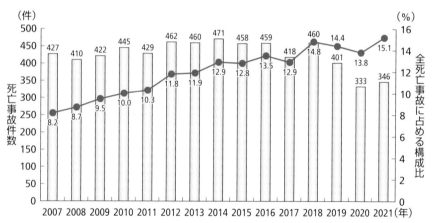

図5 75歳以上の高齢運転者による死亡事故件数の推移

第一当事者が原付以上運転者の死亡事故を計上.
（警察庁交通局. 令和3年中の交通死亡事故の発生状況及び道路交通法違反取締り状況等について. 表3-1-2から作成）

件数に対する構成比は緩徐な増加を続け2021年では15.1％を占めている. 図6 は，80歳以上の高齢運転者による死亡事故件数とその構成比を示したものである. 2017年の改正道路交通法によって高齢者の運転免許更新の厳格化

JCOPY 498-32898

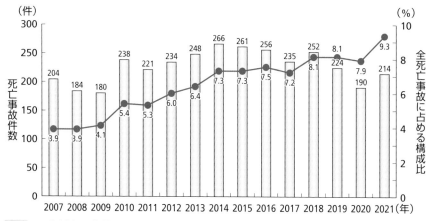

図6 80歳以上の高齢運転者による死亡事故件数の推移

第一当事者が原付以上運転者の死亡事故を計上.
（警察庁交通局．令和3年中の交通死亡事故の発生状況及び道路交通法違反取締り状況等について．表3-1-2から作成）

がなされているが，2007年以降から概ね200件台で推移しており死亡事故件数に大きな変動があるわけではない．つまり，80歳以上の高齢運転者であっても死亡事故件数が経年的に増加をしているわけではない．これらの事実から誤解をしてはならないことは，高齢運転者による死亡事故件数の絶対数は過去の統計を通じて決して著増していたわけではないということである．新聞などでは高齢社会の進展に伴いあたかも高齢運転者による死亡事故件数が増加をしているように報道されているが，構成比は確かに増加をしているものの絶対数の増加はなかった事実をきちんと把握しておくことが重要である．**図7**は，改正道路交通法が施行される前年の2016年と直近2021年における原付以上運転者（第一当事者：最初に交通事故に関与した事故当事者のうち最も過失の重い者）の年齢層別死亡事故件数を比較したものである．16歳から49歳までの年齢層では死亡事故件数は確実に減少していることが読み取れるが，70歳以上の年齢層での減少の割合はそれほど顕著ではないことがわかる．運転免許更新の厳格化を目指した2017年の道路交通法の改正が，75歳以上の高齢運転者による死亡事故件数の減少に大きな影響を及ぼしているわけではない可能性も考えられる．

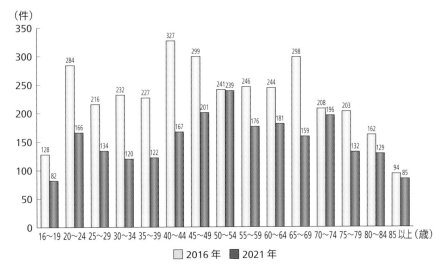

（件）

図7 原付以上運転者による年齢層別死亡事故件数の割合

（警察庁交通局．令和3年中の交通死亡事故の発生状況及び道路交通法違反取締り状況等について．表3-1-2から作成）

高速道路における逆走の実態

図8 は，2011年から2018年の間で高速道路を逆走し確保（事故発生後も含む）された1,690件の年齢別の割合を示したものである．65歳以上が66％を占めており，高速道路を逆走する運転者の3人に2人は高齢者であることがわかる．2011年以降，年間の逆走件数は200件前後であり，そのうち65歳以上は140件前後で推移している 図9．同様の結果は，運転者の年齢別逆走件数の年換算発生状況からも読み取ることができる．高速道路の逆走発生は，65歳を超えると増加をしていき，75歳から79歳で年間39.8件に及んでいる 図10．逆走を開始した箇所では，IC・JCT（インターチェンジ・ジャンクション）が56％，本線上が20％，SA・PA（サービスエリア・パーキングエリア）が7％になっており，逆走を確保した箇所は，本線上が47％，IC・JCTが46％になっている 図11．つまり，逆走を開始する箇所ではIC・JCTが最も多く，確保されるのは同じIC・JCTあるいは本線上に乗り入れた後が多いようである．

JCOPY 498-32898

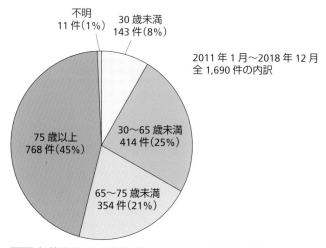

図8 年齢層別にみた高速道路の逆走事案（確保）件数
〔国土交通省．高速道路での逆走対策に関する有識者委員会 第5回
資料（2019年10月10日）から作成〕

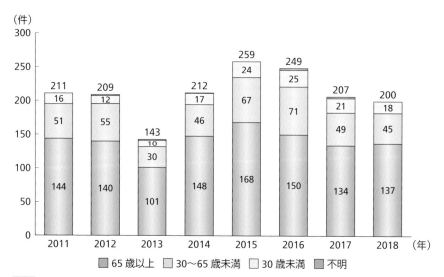

図9 高速道路の逆走事案発生件数の推移と運転者の年齢
〔国土交通省．高速道路での逆走対策に関する有識者委員会 第5回資料（2019年10月10
日）から作成〕

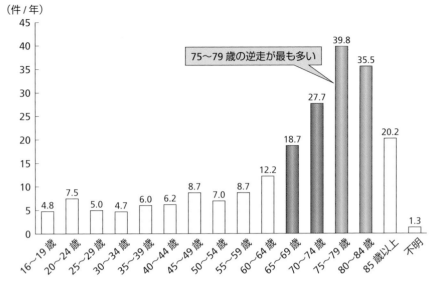

図10 逆走発生状況の年齢別詳細 運転者の年齢別逆走件数（年換算）
平成23～28年の高速道路（国土交通省および高速道路会社管理）における事故または確保に至った逆走事案（全1,283件）．
〔国土交通省．高速道路での逆走対策に関する有識者委員会 第3回配布資料 逆走事案のデータ解析結果（2017年3月23日）から作成〕

　新聞報道などで高速道路を逆走した認知症患者の記事を時折みかけるが果たして高速道路を逆走するのは認知症患者が多いのだろうか．逆走した運転者の状態を分析した結果では，認知症疑いはわずか8％にすぎず，精神障害5％，飲酒2％を合わせても原因の明白な事例は15％にすぎず，逆走の原因がある程度はっきりしている事例はそれほど多くはないといえる **図12**．83％は特定の原因を同定できない逆走である．高速道路を逆走する運転者に認知症患者が多いとの通念は，認知症だから判断力の低下や操作機能障害などがあって運転を誤るのだろうとのやや偏見に基づいたものともいえる．われわれ医療従事者は，マスコミなどの報道に惑わされることなく事実を正確に把握することが重要である．

運転免許証の自主返納と運転経歴証明書

　身体機能の低下などを自覚し自主的に免許証を返納したいとの要望をもとに，

JCOPY 498-32898

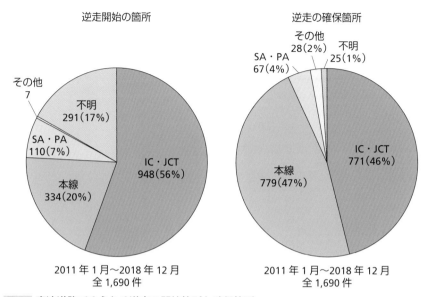

逆走開始の箇所

その他
7

不明
291（17%）

SA・PA
110（7%）

本線
334（20%）

IC・JCT
948（56%）

2011 年 1 月〜2018 年 12 月
全 1,690 件

逆走の確保箇所

その他
28（2%）

不明
25（1%）

SA・PA
67（4%）

IC・JCT
771（46%）

本線
779（47%）

2011 年 1 月〜2018 年 12 月
全 1,690 件

図 11 **高速道路でみられる逆走の開始箇所と確保箇所**

〔国土交通省．高速道路での逆走対策に関する有識者委員会 第 5 回資料（2019 年 10 月 10 日）から作成〕

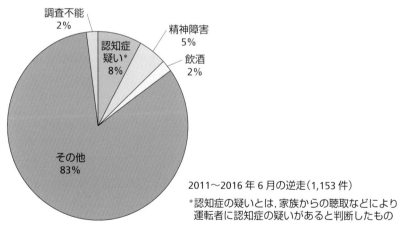

調査不能
2%

認知症
疑い*
8%

精神障害
5%

飲酒
2%

その他
83%

2011〜2016 年 6 月の逆走（1,153 件）

*認知症の疑いとは，家族からの聴取などにより
　運転者に認知症の疑いがあると判断したもの

図 12 **高速道路における逆走（事故または確保）運転者の状態（病態）**

（国土交通省道路局．平成 28 年 11 月 22 日の Press Release から作成）

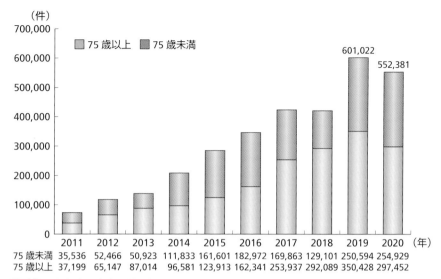

（件）

	2011	2012	2013	2014	2015	2016	2017	2018	2019	2020 (年)
75 歳未満	35,536	52,466	50,923	111,833	161,601	182,972	169,863	129,101	250,594	254,929
75 歳以上	37,199	65,147	87,014	96,581	123,913	162,341	253,937	292,089	350,428	297,452

図13 運転免許の自主返納件数の推移

〔警察庁．運転免許証の自主返納について https://www.npa.go.jp/policies/application/ license_renewal/return_DL.html（2022 年 12 月 21 日閲覧）から作成〕

道路交通法の改正によって 1998 年 10 月から自主返納制度（申請による運転免許の取消し）が導入されている．その年の自主返納は 2,596 件にすぎなかった．**図13** は，自主返納件数の経年的推移を示したものである．2020 年には 552,381 件が自主返納をしており，75 歳未満で 254,929 件，75 歳以上で 297,452 件であった．2017 年の道路交通法の改正によって高齢者の免許更新の厳格化が図られ，認知症の疑いがあると判断された受検者ばかりではなくそれ以外の受検者，あるいは免許更新に関係なく高齢などを理由に自主返納が積極的に行われていることが増加の主因と想定される．自主返納をしやすい環境整備も進んできており，自治体によって支援施策は異なるが，バスやタクシー運賃の割引や交通系 IC カードの交付，飲食店などでの料金割引，食材配達利用料金の割引，商品券やタクシーチケットの交付などが行われている．

　自主返納をすると身分証明書がなくなってしまうとの懸念などの理由から，2002 年 6 月から運転経歴証明書が導入され，2012 年の犯罪による収益の移転防止に関する法律施行規則改正によって銀行などにおいて本人確認書類としての使用が可能になっている．2002 年の運転経歴証明書の交付は 4,017 件（75 歳

JCOPY 498-32898

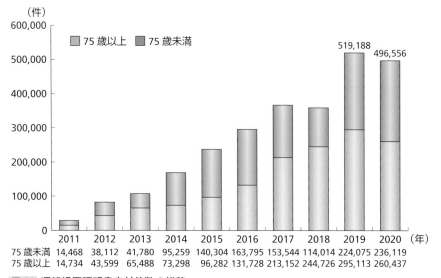

図14 運転経歴証明書交付件数の推移

	2011	2012	2013	2014	2015	2016	2017	2018	2019	2020 (年)
75歳未満	14,468	38,112	41,780	95,259	140,304	163,795	153,544	114,014	224,075	236,119
75歳以上	14,734	43,599	65,488	73,298	96,282	131,728	213,152	244,726	295,113	260,437

〔警察庁. 運転免許証の自主返納について https://www.npa.go.jp/policies/application/license_renewal/return_DL.html（2022 年 12 月 21 日閲覧）から作成〕

以上が 2,652 件）であった．さらに，2018 年の道路交通法の改正によって運転免許の失効者にも運転経歴証明書の交付申請が可能になっている． 図14 は，運転経歴証明書交付件数の推移を示したものである．経年に従って 75 歳以上での交付件数が著増していることがわかる．この現象は，運転免許証の自主返納と表裏一体の関係にあり，自主返納を行った者が運転経歴証明証を身分証明書として代用したいとの希望に沿って交付を受けていることを反映しているといえる．

🚗 2021 年（令和 3 年）における認知機能検査の実態

　2021 年の 1 年間に更新時認知機能検査ならびに交通違反などによる臨時認知機能検査を受検した 75 歳以上の高齢者は 2,261,723 名であった．認知症のおそれがある第一分類と判定された者は 51,940 名（2.3％）であった．第二分類（認知機能低下のおそれあり）が 484,724 名（21.4％），第三分類（認知機能低下のおそれなし）が 1,725,059 名（76.3％）であり，第一，第二分類の合計は 23.7％に及んでいた 図15A．2021 年に 75 歳以上の運転者が起こした死亡事故

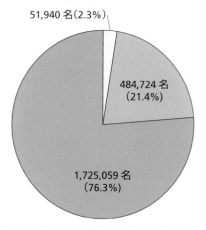

A 更新＋臨時認知機能検査の結果
（総数 2,261,723 名）

51,940 名(2.3%)

484,724 名
（21.4%）

1,725,059 名
（76.3%）

□ 第一分類　□ 第二分類　■ 第三分類
複数回受検している場合にはそれぞれカウ
ント人数は延べ人数.

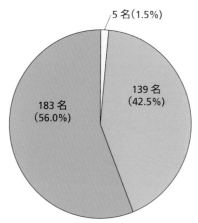

B 死亡事故を起こした 75 歳以上運転者
（対象 327 名）

5 名(1.5%)

139 名
（42.5%）

183 名
（56.0%）

□ 第一分類　□ 第二分類　■ 第三分類
2021 年中に死亡事故を起こした 75 歳以上
運転者は 346 名. 当該事故以前に認知機能
検査を受検していた者は 327 名.

図 15 75 歳以上の高齢運転者の認知機能検査の実態（2021 年，令和 3 年）
（愛知県警による提供データから作成）

は 346 件であった. そのなかで当該事故前に認知機能検査を受検していた者は
327 名であり, 第一分類と判定されていた者は 5 名, 第二分類 139 名, 第三分
類 183 名であった 図 15B. 同年の各分類の総人数に対する比率を単純計算する
と, 第一分類は 0.01％, 第二分類 0.03％, 第三分類 0.01％になり, 認知症の
おそれがある第一分類と判定される高齢者が他の 2 群と比してより死亡事故を
起こしやすいというわけでもないようである.

　2021 年に第一分類と判定され処分が判明している 33,998 名の内訳をみる
と, 免許を断念した者は 21,269 名（62.6％）であり, 免許の取消し 996 名,
自主返納 15,187 名, 免許失効（更新せず）5,086 名であった. 免許継続は
12,729 名（37.4％）であり, 条件なしの継続（認知症ではないと診断された
者）2,831 名, 一定期間後に再度医師の診断が必要（原則 6 カ月）9,898 名で
あった. 第一分類で医師の診断を受けた者は 13,725 名（40.4％）であっ
た 図 16. 都道府県別にみた更新時認知機能検査における第一分類の割合をみる

JCOPY 498-32898

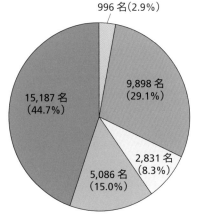

996 名(2.9%)

9,898 名
(29.1%)

15,187 名
(44.7%)

2,831 名
(8.3%)

5,086 名
(15.0%)

総数：33,998 名
医師の診断を受けた者：
13,725 名(40.4%)
2021 年中に第一分類と判定
された者は 51,940 名であり，
再受検の結果，第二，第三分
類になった者は 9,178 名

■ 自主返納　■ 半年後再診断　■ 免許失効(更新せず)　□ 条件なし継続　▨ 取消など

図16 第一分類と判定された者の処分などの状況（2021 年，令和 3 年）
（愛知県警による提供データから作成）

と，福井県が 4.1％と最も高く，次いで青森県 3.3％，愛媛県 3.2％，富山県
3.1％の順になっている（愛知県警からの提供データによる）．

服薬と自動車運転

医療用医薬品ならびに市販薬と自動車運転に関して，道路交通法 66 条（過労
運転等の禁止）は，「何人も，前条第 1 項に規定する場合（著者註：酒気帯び運
転）のほか，過労，病気，薬物の影響その他の理由により，正常な運転ができな
いおそれがある状態で車両等を運転してはならない」としている．また，自動車
の運転により人を死傷させる行為等の処罰に関する法律 2 条（危険運転致死傷）
では，アルコールまたは薬物の影響により正常な運転が困難な状態で自動車を走
行させる行為によって，人を負傷させた者は 15 年以下の懲役に処し，人を死亡
させた者は 1 年以上の有期懲役に処する，と規定されている．この場合の薬物
には違法薬物以外に医師の処方する薬剤や市販薬も含まれると解釈される．つま
り，服薬によって正常な運転ができない場合には運転をしてはならないし，仮に
人を死傷させたときには厳罰が科せられることになる．総務省から厚生労働省に
対して「医薬品等の普及・安全に関する行政評価・監視　結果に基づく勧告」が

行われた結果，平成 25 年 5 月 29 日，厚生労働省によって，「添付文書の使用
上の注意に自動車運転等の禁止等の記載がある医薬品を処方又は調剤する際は，
医師又は薬剤師からの患者に対する注意喚起の説明を徹底させること」（薬食総
発 0529 第 2 号，薬食安発 0529 第 2 号）が通知された．つまり，医師あるい
は薬剤師は，自動車運転禁止の記載のある薬剤を処方する際には，患者らに注意
喚起の説明をするよう規定されている（さらにいうならば，運転をしてはならな
いと医師が患者を指導すべきであるとの意味と解される）．しかし，それに該当
する薬剤は，向精神薬や抗ヒスタミン薬，抗パーキンソン病薬，抗菌薬，抗不整
脈薬，鎮咳薬など多岐にわたり，これらを服薬している膨大な数の患者の運転を
一律に禁止することは現実的ではないし不可能といえる．

　この問題は，実際の医療現場で混乱を引き起こすことになる．たとえば，抗て
んかん薬レベチラセタム（イーケプラ®）を例に取ってみると，添付文書の重要
な基本的注意事項に「眠気，注意力・集中力・反射運動能力等の低下が起こるこ
とがあるので，本剤投与中の患者には自動車の運転等，危険を伴う機械の操作に
従事させないよう注意すること」と記載されている．つまり，レベチラセタムを
服薬しているときには運転をしないように医師は患者に注意・指導するよう記載
されている．一方，道路交通法では，てんかん患者は抗てんかん薬の服薬で発作
が十分に抑制されていれば運転は可能とされている．レベチラセタムを服薬して
いるときには運転は禁止されるとしながら，その薬剤服薬によっててんかん発作
が抑制されているならば運転は可能であるとの相反する事態になり，医師は患者
にどのように指導すればよいのか困惑してしまうのではないだろうか．日本てん
かん学会は，2014 年 10 月 2 日にこの問題について以下の見解を公表してい
る[1]．「現在わが国の医療現場においては，抗てんかん薬の DI における自動車運
転等の禁止等の記載は，『抗てんかん薬を服用するすべての患者』に適用される
のではなく，『自動車運転等に支障をきたす副作用が生じていると考えられる患
者』にのみ適用されるべきである」．さらに同学会は，2018 年 7 月 17 日にも
「てんかんが関連する交通事故における法的紛争が発生した場合，薬剤添付文書
が証拠資料として用いられる可能性がありますが，日本てんかん学会の上記見解
（著者註：抗てんかん薬を服用するすべての患者に適用されるのではなく，自動
車運転等に支障をきたす副作用が生じていると考えられる患者にのみ適用される
べき）は現時点での標準的医療に基づく解釈を示すものであり，法的紛争におけ

JCOPY 498-32898

る有力な証拠資料となりうる公的文書です」との見解[2] を示している.

　向精神薬についても集中力の低下や眠気，ふらつきなどの有害事象が生じることがあるので安全な運転に支障をきたす可能性がある．日本精神神経学会は，有害事象の出現には個人差があり，処方を受けた者全員に運転を禁じなければならないほどの医学的根拠はない．処方する医師としては，薬物の開始や増量時などに数日は運転を控え眠気等の様子をみながら運転を再開するよう指示する，その後も適宜必要に応じて注意を促すといった対応が現実的であろう[3]，と述べ一律の運転禁止に対して批判的立場を明らかにしている.

📡 文献

1) 日本てんかん学会. 抗てんかん薬の薬剤情報添付文書における自動車の運転等に関する記載についての見解. 2014 年 10 月 2 日. https://jes-jp.org/jes/images/jes-image/tenpubunsyo20141002.pdf（2022 年 12 月 21 日閲覧）
2) 日本てんかん学会. 抗てんかん薬の添付文書における自動車運転禁止に関する記載について. 2018 年 7 月 17 日. https://jes-jp.org/jes/images/jes-image/Eplipsy_tenpu201807.pdf（2022 年 12 月 21 日閲覧）
3) 日本精神神経学会. 患者の自動車運転に関する精神科医のためのガイドライン. 2014 年 6 月 25 日. https://www.jspn.or.jp/uploads/uploads/files/activity/20140625_guldeline.pdf（2022 年 12 月 21 日閲覧）

CHAPTER 1　わが国の交通事故と高齢者の自動車運転の実態

CHAPTER 2

知っておきたい改正道路交通法の知識

　1960 年の道路交通法施行後，運転免許に関しては免許取得の欠落事由の廃止（運転に支障をきたすおそれのある疾患について個別に判断する，2002 年），免許更新時の病状報告書の提出義務（2002 年），75 歳以上の更新希望者に対する認知機能検査の義務化（2009 年）などの改正を経て，世間の注目を集めた 2017 年 3 月施行の高齢者の運転免許更新の厳格化に至っている 表1．そして，2022 年 5 月にはさらなる道路交通法の改正がなされた．このように直近 20 年間で疾病をもつ者や高齢者の自動車運転に関わる法的規制は大きく様変わりをしてきている．本章では，2022 年 5 月時点における道路交通法についての概観をまとめることにする．

表1 道路交通法の変遷

- 1960 年 12 月：道路交通法施行（道路交通取締法の廃止）
- 1998 年 10 月：高齢者講習制度の導入（対象は 75 歳以上）
- 2002 年　6 月：免許取得の欠落事由の廃止（運転に支障をきたすおそれのある疾患について個別に判断する）
- 2002 年　6 月：免許更新時に病状報告書の提出義務
- 2002 年　6 月：高齢者講習の受講対象者を 70 歳以上に拡大
- 2009 年　6 月：75 歳以上更新者に認知機能検査の義務化
- 2014 年　6 月：（医師の）任意通報制度の創設
- 2014 年　9 月：運転に支障をきたす疾患の虚偽申告への罰則化
- 2017 年　3 月：改正による運転免許更新の厳格化
- 2022 年　5 月：運転免許更新手順の変更，サポートカー限定免許

（時期は施行日による）

 運転免許の拒否，取消しとなる一定の病気など

　道路交通法 90 条では，免許の拒否または保留ができる一定の病気として，幻覚症状を伴う精神病であって政令で定めるもの，発作により意識障害または運動障害をもたらす病気であって政令で定めるもの，自動車等の安全な運転に支障を

JCOPY 498-32898

表2 運転免許の可否等の運用基準の対象となる一定の病気

1. 統合失調症
2. てんかん
3. 再発性の失神
4. 無自覚性の低血糖症
5. そううつ病
6. 重度の眠気の症状を呈する睡眠障害
7. その他の精神障害（急性一過性精神病性障害，持続性妄想性障害など）
8. 脳卒中（脳梗塞，脳出血，くも膜下出血，一過性脳虚血発作など）
9. 認知症
10. アルコールの中毒者

（一定の病気等に係る運転免許関係事務に関する運用上の留意事項について．別添 一定の病気に係る免許の可否等の運用基準[1] から作成）

表3 てんかんと診断されるが免許の拒否などを行わない場合

1. 発作が過去5年以内に起こったことがなく，医師が「今後，発作が起こるおそれがない」旨の診断を行った場合
2. 発作が過去2年以内に起こったことがなく，医師が「今後，X年程度であれば，発作が起こるおそれがない」旨の診断を行った場合
3. 医師が，1年間の経過観察の後「発作が意識障害および運動障害を伴わない単純部分発作に限られ，今後，症状の悪化のおそれがない」旨の診断を行った場合
4. 医師が，2年間の経過観察の後「発作が睡眠中に限って起こり，今後，症状の悪化のおそれがない」旨の診断を行った場合

医師が，「6月以内に上記1.から4.に該当すると診断できることが見込まれる」旨の診断を行った場合には，6月の保留または停止とする．

（一定の病気等に係る運転免許関係事務に関する運用上の留意事項について．別添 一定の病気に係る免許の可否等の運用基準[1] から作成）

及ぼすおそれがある病気として政令で定めるもの，認知症などを規定しているが，一定の病気等に係る運転免許関係事務に関する運用上の留意事項についての別添[1] で具体的な病気が列挙されている 表2．これらの病気と診断されたからといって必ずしも免許の拒否などが行われるわけではない．たとえば，てんかんを例に取ると，表3 に示した場合には免許の拒否は行われないとされている．

医師による任意通報制度

　任意通報制度とは，2014年6月の改正道路交通法に規定された制度であり，一定の病気等にかかっている運転者を診察した医師は，自動車運転に支障があると思われる場合，その診察結果を都道府県公安委員会に任意で届け出ることができるとされている．具体的には，医師からの診察結果の届出が可能なこと（道路交通法101条の6第1項），医師から運転免許有無の確認を公安委員会にできること（同101条の6第2項），届出行為が守秘義務違反にならないこと（同101条の6第3項）の3つから成り立っている．要するに医師が運転をしてはならないとされる一定の病気に罹患している患者を診察し，運転をやめるよう指導しても効果がない場合に患者の居住地の公安委員会にその患者の診察結果を任意で届出できる仕組みである．届出は，口頭あるいは電話，文書いずれでも可能であり，原則は規定の届出書による記載を求められる．しかし，この届出書の記載を拒むこともでき，その場合には担当者が届出内容を聞き取り，記録化することによる対応ができるとされている．届出が受理された後，臨時適性検査および当該検査の実施に伴う免許の効力停止について速やかな措置が講じられる．この任意通報制度に対して2014年6月に日本神経学会ならびに日本神経治療学会，日本認知症学会，日本老年医学会，日本老年精神医学会が合同でわが国における運転免許証に係る認知症等の診断の届出ガイドラインを公表しており，その概要を 表4 に示した．では，通院患者が認知症に罹患していることが明らかになったとき，公安委員会などに通報しないと法的責任を問われることになるのかの疑問が浮かぶ．この通報制度は，法律上ではあくまでも任意であり，医師が届出を行わなかったからといって道義的責任や法的責任を負うことはない．

 ## 2017年3月改正の道路交通法の概略

　道路交通法は，1960年12月にそれまであった道路交通取締法の廃止に伴い整備され，以降数次の改正を経て2017年3月12日の改正によって高齢者の免許更新の厳格化が図られることになった．さらに2022年5月に改正された道路交通法が施行されたが，その変更点を理解するためには2017年の改正道路交通法の内容を理解しておくことが必要である．ここでは，2017年の改正道路交

JCOPY 498-32898

表4　わが国における運転免許証に係る認知症等の診断の届出ガイドライン

- 医師が認知症と診断し，患者が自動車運転をしていることがわかった場合には，自動車の運転を中止し，免許証を返納するように患者および家族（または介護者）に説明して，その旨を診療録に記載する．
- 認知症の診断の届出をする際には，患者本人および家族（または介護者）の同意を得るようにする．
- 届出をした医師はその写しを本人もしくは家族（または介護者）に渡すようにする．
- 家族または介護者から認知症がある患者の運転をやめさせる方法について相談を受けた場合には，本人の同意を得ることが困難な場合を含め，状況を総合的に勘案し相談を受けた医師が届出について判断する．

なお，届出は医師の任意によるものであることに留意すること．

〔老年精神医学会のホームページ http://184.73.219.23/rounen/news/20140530unten.htm（2023 年 1 月 11 日閲覧）から引用〕

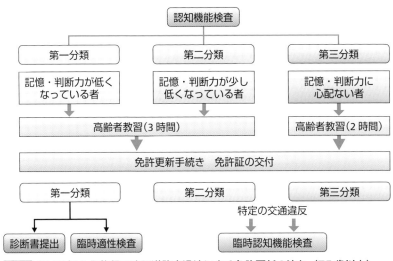

図17　2017 年 3 月施行の改正道路交通法による免許更新の流れ（75 歳以上）

通法における免許更新について解説する 図17 ．

① 75 歳以上で免許更新を希望する者は，各都道府県公安委員会指定の自動車学校あるいは地域の警察署で認知機能検査を受検するよう義務づけられている．認知機能検査は，3 つのパートからなっている．（1）時間の見当識課題，

```
┌─────────────────────────────────────────┐
│          ┌─────────────────────┐         │
│          │  回 答 用 紙 4      │         │
│          └─────────────────────┘         │
│                                           │
│       以下の質問にお答えください。       │
│                                           │
│   ┌──────────────────────┬──────────────┐ │
│   │      質  問          │   回  答    │ │
│   ├──────────────────────┼──────────────┤ │
│   │  今年は何年ですか？  │       年    │ │
│   ├──────────────────────┼──────────────┤ │
│   │  今月は何月ですか？  │       月    │ │
│   ├──────────────────────┼──────────────┤ │
│   │  今日は何日ですか？  │       日    │ │
│   ├──────────────────────┼──────────────┤ │
│   │今日は何曜日ですか？  │     曜日    │ │
│   ├──────────────────────┼──────────────┤ │
│   │今は何時何分ですか？  │  時    分   │ │
│   └──────────────────────┴──────────────┘ │
└─────────────────────────────────────────┘
```

図18 時間の見当識課題の用紙

（警察庁のホームページ．認知機能検査について https://www.npa.go.jp/policies/application/license_renewal/ninchi.html（2023年1月11日閲覧）から引用）

（2）記憶課題（手がかり再生課題），（3）時計描画課題である．時間の見当識課題は，認知機能検査を受検した当日の年月日，曜日，時刻を尋ねるものである 図18．記憶課題は，16枚のイラストを記憶し，さらにそのイラストと関係するヒント（手がかり）を呈示され記憶するものである．その後，採点と関係ない課題（干渉課題）を施行した後にヒントなしで16枚のイラストを想起し，さらにヒントを与えられたうえで想起するものである 図19．時計描画課題は，白紙に時計の文字盤を描き，さらに，その文字盤に指定された時刻を描画するものである．配点は，時間の見当識課題が15点，記憶課題（手がかり再生課題）が32点，時計描画課題が7点である．総合点の算出は，時間の見当識課題，記憶課題（手がかり再生課題），時計描画課題の得点を，次の計算式に代入して算出される．

JCOPY 498-32898

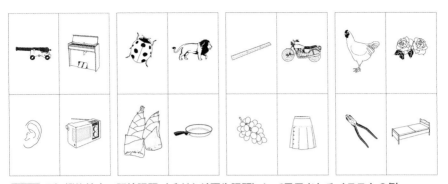

図 19 認知機能検査の記憶課題（手がかり再生課題）にて呈示されるイラストの例
（警察庁のホームページ．認知機能検査について https://www.npa.go.jp/policies/
application/license_renewal/ninchi.html（2023 年 1 月 11 日閲覧）から引用）

  総合点＝1.15×A＋1.94×B＋2.97×C
  A：時間の見当識課題の得点，B：記憶課題（手がかり再生課題）の得点，
  C：時計描画課題の得点．総得点は 100.12 点である（小数点以下は切り捨
  てで 100 点満点とする）

② 認知機能検査は，その得点（100 点満点）によって第一分類（49 点未満，
  記憶・判断力が低下している者，認知症のおそれあり），第二分類（49～79
  点未満，記憶・判断力が少し低くなっている者，認知機能低下のおそれ），第
  三分類（79 点以上，記憶・判断力に心配ない者，認知機能低下のおそれな
  し）のいずれかに判定され，受検者にその結果が郵送される．前述のように
  2021 年に第一分類と判定された受検者は全体の 2.3％であった．

③ 第一分類と判定された受検者は，すべて医師の診断書提出あるいは都道府県
  公安委員会が指定する認定医による臨時適性検査の受検が義務づけられる．
  多くは前者に該当し，都道府県公安委員会名で診断書提出命令書が出される．
  この命令書を受け取った本人は，これに従い最寄りの医療機関を受診し診察
  を受けた後に診断書を医師に作成してもらわなければならない．どの医療機
  関を受診するかは本人の意思に任される．

④ 第二分類ならびに第三分類と判定された者は，医師の診断を受けることなく
  免許証は交付されるが，その後に特定の交通違反（基準行為）を起こすと，
  再度認知機能検査を受検するように義務づけられている（臨時認知機能検査
  と呼ばれる）．この臨時認知機能検査によって第一分類に下がった場合には医

師の診断書提出かあるいは臨時適性検査を受けなければならない.

⑤ 医師によって認知症との病名で診断書が作成されると，公安委員会の聴聞などを経て運転免許の停止あるいは取消し処分が下される．その処分に不服の場合には異議申し立てあるいは裁判に訴えることも可能である.

2022年5月施行の改正道路交通法の変更点

　私たち医師が知っておくべき2022年の改正における主な変更点は，運転技能検査（実車試験）が新設されたこと，認知機能検査の内容変更，高齢者講習の一元化の3点である．以下でこれらを中心に変更点の概要を解説する 図20 .

① 過去3年間で特定の交通違反（速度違反や一時停止違反，信号無視など，表5）をひとつでも犯した75歳以上の免許更新希望者は，運転技能検査（実車試験）の受検が義務化されたことが大きな変更点のひとつである.

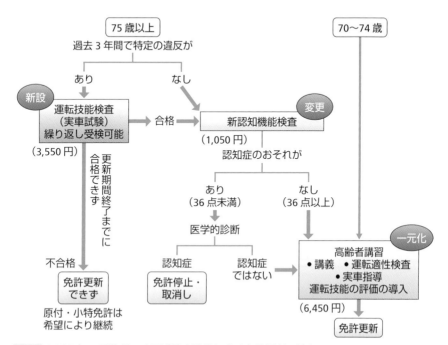

図20　2022年5月施行の改正道路交通法による免許更新の流れ

JCOPY 498-32898

表 5 運転技能検査の対象となる交通違反

① 信号無視（赤信号での交差点進入等）
② 通行区分違反（逆走や反対車線へのはみ出し等）
③ 通行帯違反等（追い越し車線を走行し続ける等）
④ 速度超過
⑤ 横断等禁止違反（法定横断等禁止違反，指定横断等禁止違反）
⑥ 踏切不停止等・遮断踏切立入り
⑦ 交差点右左折方法違反等（交差点右左折方法違反，環状交差点左折等方法違反）
⑧ 交差点安全進行義務違反等（交差点優先車妨害，優先道路通行車妨害等，交差点安全進行義務違反，環状交差点通行車妨害等，環状交差点安全進行義務違反）
⑨ 横断歩行者等妨害等
⑩ 安全運転義務違反（前方不注意，安全未確認等）
⑪ 携帯電話使用等

運転技能検査は，自動車学校などのコースを運転し，一時停止や信号通過などの課題について 100 点からの減点方式で採点を行うものである．一種免許は 70 点以上，二種免許は 80 点以上で合格となる．不合格者は繰り返し受検することが可能であるが，免許更新期間満了までに合格できないと免許の更新はできない．その場合でも希望者は原付免許や小型特殊（小特）免許などは継続することが許可される．運転技能検査は，教習所などが行う認定検査による代替が可能とされる．

② 従来の認知機能検査を見直し，時計描画課題を廃止，3 区分判定から 2 区分判定とする．具体的には，時間の見当識課題と記憶課題（手がかり再生課題）の 2 つとし，36 点未満は「認知症のおそれがあり」，36 点以上は「認知症のおそれがなし」と判定される．検査手数料として 1,050 円が必要である．例外事項として，認知症に該当する疑いがないと認められるかどうかに関する医師の意見および当該意見に係る検査の結果が記載された診断書などを提出することで認知機能検査が免除になるとされている（この点に関しては問題が大きいと思われるので次項で取り上げる）．

③ 認知機能検査で「認知症のおそれがあり」と判定された者は，医師の診察によって認知症の有無についての判断を求められることになる．ここで認知症と診断された者は，免許取消し・停止の処分がなされる．「認知症のおそれがなし」と判定された者は高齢者講習に進む．

④ 高齢者講習は，今まで 2 時間講習と 3 時間講習に分かれていたが一元化し 2

時間講習とする．運転適性検査（30分）と講義（座学，30分），実車指導（60分）からなるが，運転技能検査に合格した者は実車指導を免除される．

⑤ 認知機能検査・高齢者講習・運転技能検査の受検・受講の順番は自由であり，受検者の都合や予約状況で選択をすることが可能である．

　上記以外に今回の改正では，サポートカー限定免許が新たに設定されている．これは安全運転支援装置（衝突被害軽減ブレーキとペダル踏み間違い時加速抑制装置）が搭載された普通自動車を運転することができる免許である．衝突被害軽減ブレーキとは，前方の車両や歩行者を検知し衝突の可能性があるときには運転者に対して警報，さらに衝突の可能性が高い場合には自動でブレーキが作動する機能，ペダル踏み間違い時加速抑制装置は，発進時や低速走行時に間違えてアクセルペダルを踏み込んでしまったときにエンジン出力を抑え加速を抑制する機能である．これらの装置が後付けになっている車は同免許の対象にならない．サポートカー限定免許は，年齢にかかわらずもつことが可能であり，その申請（切り替え）は任意で運転免許センターや警察署で申請を行うことができる．この限定免許にできるのは普通免許だけであり中型（8トン限定）や大型，二種免許などの免許を有する人は，申請によって免許の一部取消しを行った後，普通免許を取得したうえで申請をすることになる．サポートカー限定免許でサポートカー以外の普通自動車を運転すると違反となり，違反点数2点，反則金7,000円が科せられている．

認知機能検査の採点基準と方法

　2022年5月に施行された道路交通法における認知機能検査では，時計描画課題が廃止され，記憶課題（手がかり再生課題）（最大32点）と時間の見当識課題（最大15点）の2つの検査の得点から総合点が算出される． 表6-1 表6-2 に両課題の採点基準を示した．総合点は次の計算式に代入して算出される．

　　総合点＝2.499×A＋1.336×B

　A：記憶課題（手がかり再生課題）の得点，B：時間の見当識課題の得点．

　全問正答で記憶課題（手がかり再生課題）が80点，時間の見当識課題が20点の配分になっている．総合点が36点未満の受検者は「認知症のおそれがあ

表 6-1 記憶課題（手がかり再生課題）（最大 32 点）の採点基準

(1) ひとつのイラストについて，自由回答および手がかり回答の両方とも正答の場合は 2 点．自由回答のみ正答の場合は 2 点．手がかり回答のみ正答の場合は 1 点．

(2) 手がかり回答時，ひとつのヒントにふたつ以上の回答をしたときは誤答．

(3) 回答の順序は採点の対象外とし，与えられたヒントに対応していない場合であっても正しく回答されていれば正答とする（例：ヒントである「野菜」の欄に果物の正答を記入した場合など）．

具体例

自由回答		手がかり回答		
1. 耳	○	1. 体の一部……足		×
2. トラ	×	2. 動物…………ライオン		○
3. 机	×	3. 果物…………メロン		×
4. サル	×	4. 家具…………ベッド		○

採点結果	自由回答および手がかり回答	正答なし	0×2＝0 点
	自由回答のみ	正答 1 つ	1×2＝2 点
	手がかり回答のみ	正答 2 つ	2×1＝2 点
		合計……4 点	

〔警察庁ホームページ．運転免許の更新等運転免許に関する諸手続きについて．「採点方法」から作成．https://www.npa.go.jp/policies/application/license_renewal/ninti/saiten_r03.html（2023 年 1 月 11 日閲覧）〕

表 6-2 時間の見当識課題（最大 15 点）の採点基準

年 ： 正答の場合は 5 点．西暦，和暦のいずれでもかまわない．和暦の場合，検査時の元号以外の元号を用いた場合には誤答．現在の年を過去の元号に置き換えた場合（例：令和 3 年を平成 33 年）は誤答とする．西暦「2021 年」と回答する意図で「21 年」と省略したと認められる場合は正答とする．

月 ： 正答の場合は 4 点．

日 ： 正答の場合は 3 点．

曜日： 正答の場合は 2 点．

時間： 正答の場合は 1 点．（「鉛筆を持って始めて下さい」といった時刻を「検査時刻」とし，「検査時刻」から前後それぞれ 30 分以上ずれる場合は誤答とする．

〔警察庁ホームページ．運転免許の更新等運転免許に関する諸手続きについて．「採点方法」から作成．https://www.npa.go.jp/policies/application/license_renewal/ninti/saiten_r03.html（2023 年 1 月 11 日閲覧）〕

り」と判定され，医師の診療を受けて診断書を提出するか臨時適性検査の対象になる．36 点以上は「認知症のおそれがなし」と判定され，診断書提出の必要はなく高齢者講習を経て免許の交付がなされる．

　警察庁ホームページでは認知機能検査 Q&A が公表されており，そのなかで

認知機能検査の受検が免除される場合として，免許証の更新期間が満了する日までの6カ月以内に，(1) 臨時適性検査を受けた方や診断書提出命令を受けて診断書を公安委員会に提出した方，(2) 認知症に該当する疑いがないと認められるかどうかに関する医師の診断書等を公安委員会に提出した方，が挙げられている．後者では，どのような内容の診断書ならば適切なのかの具体的な公表がないので詳細は不明といわざるを得ない．しかし，後者に関連して，通院中の患者から，認知症ではないとの診断書を作成して欲しいとの依頼を受ける可能性がある．認知症ではないとの確実な医学的根拠があるならば診断書の作成に応じてよいが，その際にはHDS-RあるいはMMSEなどの神経心理検査と脳画像検査の結果を記載することが必要になるのではないかと推測される．

　前述の医師による診断書提出によって認知機能検査の受検が免除される仕組みが導入された経緯は不明だが問題のある制度ではないだろうか．この制度を利用して診断書の作成を求めてくる者は，認知症ではないとの主旨での作成を希望しているはずである（認知症と診断されたら免許更新は不可になるので前もってそのような診断書の作成を希望する者はいないだろう）．通院中の患者から診断書作成を依頼された医師が意図的ではないにしても忖度を交えて認知症ではないとの診断をする可能性はないのだろうか．整合性のある診断書が提出された場合，実際には認知症に進展しているにもかかわらず，病名が認知症ではないとされているゆえに免許更新が可能になってしまうのではないだろうか．公安委員会もこの仕組みについてはあまり知られたくないのかあるいは広く知らせるつもりがないように見受けられる．本来的にはこのような例外事項を設けずに75歳以上の高齢者全員に対して一律に認知機能検査を受けるべきとの仕組みにすべきではないだろうか．

　受検した認知機能検査で「認知症のおそれがあり」と判定されたとき，再度受検することは可能であり，その結果，今度は「認知症のおそれがなし」と判定された場合には診断書提出命令や臨時適性検査の対象にはならないとされている．

安全運転管理者制度と酒気帯び運転

　道路交通法74条の3によって自家用自動車（いわゆる「白ナンバー」）を一定台数以上使用している事業所は，安全運転管理者や副安全運転管理者を選任し

事業所における安全運転の確保を図らなければならないと規定されている（安全運転管理者制度）. 安全運転管理者は, 乗車定員 11 名以上の自動車の場合には 1 台以上, その他の自動車の場合には 5 台以上を使用している事業所ごとに 1 名を選任するとされている. ちなみに事業用自動車（いわゆる「緑ナンバー」）を使用している事業所が選任するのは運行管理者である. 安全運転管理者は, 各事業所において安全運転管理業務や運転者に対する交通安全教育を行わなければならないとされている. 2022 年 10 月 1 日施行の改正道路交通法施行規則[2] によって, 安全運転管理者が行うべき業務として, アルコール検知器を用いた酒気帯びの有無の確認などが新たに設けられている. 酒気帯びの有無の確認は, 国家公安委員会が定めるアルコール検知器を用いて行うこと, アルコール検知器は常時有効に保持することとされる. 中大規模病院や介護・リハビリ施設などでは, 訪問看護や訪問リハビリ, 介護事業などに利用する自家用自動車を一定以上所有していることが多く, 上記の規制に該当することになるといえる. 今後は, 施設外の活動に際してアルコール検知器による酒気帯びの有無の確認を実施することになる.

警察庁による診断書の雛形と愛知県独自の診断書

図 21 は, 警察庁から出されている診断書の雛形（都道府県公安委員会提出用）, 図 22 は, 愛知県で使用されている愛知県版の診断書である. 愛知県版は, 著者と愛知県警の担当者との共同作業によって作成されたものであり, 愛知県医師会ならびに名古屋市医師会のホームページにて公開され, 会員ならばダウンロードをして使用することが可能である. 愛知県版は, 通常の診断書と比して 2 カ所で異なる部分がみられる. ひとつは, 総合所見の欄に認知症の代表的, 典型的な症状を列記し該当する項目にチェックを入れてもらうようにしたこと, ふたつめは, その他参考項目に重症度分類として, FAST（Functional Assessment Staging）と介護保険主治医意見書の認知症高齢者の日常生活自立度をチェック項目として設けたことである. いずれも認知症を専門とされないかかりつけ医・非専門医がより容易に診断書を作成できるように工夫したものである. なぜ愛知県版を作成したのか. そのきっかけは, 警察庁が公開している診断書記載ガイドライン 図 23 の内容では, かかりつけ医・非専門医は容易に診断書作成ができな

別添1

診 断 書（都道府県公安委員会提出用）

1. 氏名
生年月日　　M・T・S・H　　年　　月　　日　（　　歳）　　男・女
住所

2. 診断
① アルツハイマー型認知症認知機能検査
② レビー小体型認知症
③ 血管性認知症
④ 前頭側頭型認知症
⑤ その他の認知症（　　　　　　）
⑥ 認知症ではないが認知機能の低下がみられ、今後認知症となるおそれがある（程度の認知機能の低下が認められる・境界状態にある・認知症の疑いがある等）
⑦ 認知症ではない

所見（現病歴、現在症、重症度、現在の精神状態と関連する既往症・合併症、身体所見などについて記載する。記銘力障害、見当識障害、注意障害、失語、失行、失認、実行機能障害、視空間認知の障害等の認知機能障害や、人格・感情面の障害等の具体的な症状について記載する。）

3. 身体・精神の状態に関する検査結果（実施した検査にチェックして結果を記載）
　□ 認知機能検査・神経心理学的検査
　　□ MMSE　□ HDS・R　□ その他（実施検査名　　　　）
　　□ 未実施（未実施の場合チェックし、理由を記載）
　　□ 検査不能（検査不能の場合チェックし、理由を記載）

　□ 臨床検査（画像検査を含む）
　　□ 未実施（未実施の場合チェックし、理由を記載）
　　□ 検査不能（検査不能の場合チェックし、理由を記載）
　　□ その他の検査

4. 現時点での病状（改善見込みについての意見）
＊前頁 2（5）に該当する場合（甲状腺機能低下症、脳腫瘍、慢性硬膜下血腫、正常圧水頭症、頭部外傷後遺症等）のみ記載
(1)認知症について6月以内〔または6月より短期間（　　ヶ月間）〕に回復する見込みがある。
(2)認知症について6月以内に回復する見込みがない。
(3)認知症について回復の見込みがない。

5. その他参考事項

以上のとおり診断します。　　　　平成　　年　　月　　日
病院または診療所名称・所在地

担当診療科名

担当医氏名

図21 警察庁から出されている診断書の雛形（都道府県公安委員会提出用）

診断書

愛知県公安委員会提出用⑧

1　氏名

生年月日　M・T・S・H　　年　　月　　日　（　　歳）　　男・女

住所

2　医学的判断

病名（該当する病名等にチェック）

□ ① アルツハイマー型認知症　　□ ② レビー小体型認知症
□ ③ 血管性認知症　　　　　　　□ ④ 前頭側頭型認知症
□ ⑤ その他の認知症
□ ⑥ 認知症ではないが認知機能の低下がみられ、今後認知症となるおそれがある（軽度の認知機能の低下が認められる・境界状態にある・認知症の疑いがある等）
□ ⑦ 認知症ではない（認知機能の低下がみられるとはいえない）

総合所見（現病歴、現在症、重症度、現在の精神状態と関連する居住症・合併症、身体所見などについて記載）

認知機能障害等の状態（症状があるものにチェック）

□ 記憶障害
　□ 物忘れ　□ 同じ事を何度も言う
　□ その他（　　　　）
□ 実行機能障害（生活障害）
　□ 買い物ができない　□ 着衣の異常
　□ 人浴ができない　□ 料理ができない
　□ その他（　　　　）
□ 行動障害
　□ 暴力行為　□ 徘徊　□ 不潔行為
　□ その他（　　　　）
□ その他（言語の障害、失行、失認、視空間認知の障害など）

□ 見当識障害
　□ 日付の誤認
　□ その他（　　　　）
□ 理解・判断力の低下
　□ 交通違反・事故、方向違
　□ その他（　　　　）
□ 精神障害
　□ 妄想（物盗られ・被害）　□ 幻覚
　□ その他（　　　　）
　□ 幻視　□ 怒りっぽい

3　身体・精神の状態に関する検査結果（実施した検査にチェックし、結果を記載）

○ 認知機能検査・神経心理学的検査
　□ MMSE（検査日　　年　月　日　結果　　／　　点）
　□ HDS-R（検査日　　年　月　日　結果　　／　　点）
　□ その他（実施検査名　　　検査日　　年　月　日　結果　　／　　点）
　□ 未実施（未実施の場合チェックし、理由を記載）
　□ 検査不能（検査不能の場合チェックし、理由を記載）
　※ 検査結果に関する所見又は未実施若しくは検査不能の理由

○ 臨床検査（画像検査を含む）
　□ CT　□ MRI　□ SPECT
　□ その他（　　　　）
　□ 未実施（未実施の場合チェックし、理由を記載）
　□ 検査不能（検査不能の場合チェックし、理由を記載）
　※ 検査日、検査結果見又は結果に関する所見又は未実施若しくは検査不能の理由
　□ その他の検査

4　現時点での病状（改善の見込み等についての意見）

　※ 病名が「⑤に該当する認知症」に該当する場合（甲状腺機能低下症、脳腫瘍、慢性硬膜下血腫、正常圧水頭症、頭部外傷後遺症等）のみ記載（該当するものにチェック）
　□ ア 認知症について6ヶ月以内（または6月より短期間（　ヶ月間）に回復する見込みがある。
　□ イ 認知症について6ヶ月以内に回復する見込みがない。
　□ ウ 認知症について回復の見込みがない。
　□ その他参考事項
　○ FAST（Functional Assessment Staging）（□1　□2　□3　□4　□5　□6　□7）
　○ 認知症高齢者の日常生活自立度（□自立　□I　□IIa　□IIb　□IIIa　□IIIb　□IV　□M）

専門医・主治医として以上のとおり診断します。　　平成　　年　　月　　日

病院または診療科の名称・所在地
担当診療科名
担当医氏名　　　　　　　　　印

図22　愛知県版の診断書

診断書記載ガイドライン（都道府県公安委員会提出用）

1．氏名

男・女

生年月日

M・T・S・H　　年　月　日（　　歳）

住所

2．診断

・ 認知症とは、介護保険法第5条の2に規定する認知症をいう。

① アルツハイマー型認知症
② レビー小体型認知症
③ 血管性認知症
④ 前頭側頭型認知症
⑤ その他の認知症（　　　　）
⑥ 認知症ではないが認知機能の低下がみられ、今後認知症となるおそれがある（軽度の認知機能の低下が認められる・境界状態にある・認知症の疑いがある等）
⑦ 認知症ではない

該当する診断名の番号を○で囲む

・ ⑥を選択した場合、原則として6か月後に臨時適性検査等を行うこととされている。

所見（現病歴、現在症、重症度、現在の精神状態と関連する既往症・合併症、身体所見などについて記載する。記憶障害、見当識障害、注意障害、失語、失行、失認、実行機能障害、視空間認知の障害等の認知機能障害や、人格・感情の障害等の具体的状態について記載する。）

・ どのような日常生活上の変化がいつ頃からみられたか。
・ 本診断書作成時の状態
・ 認知症の重症度（Clinical Dementia Rating (CDR), Functional Assessment Staging (FAST)など、あるいは、必ずしも重症度の基準ではないが、認知症高齢者の日常生活自立度を記載。
・ 同居・独居の有無、介護者の有無など
・ 記憶障害はその内容と程度を記載
・ 見当識障害はその内容と程度を記載
・ 注意障害はその内容と程度を記載
・ 失語があればその内容を記載
・ 失行があればその内容を記載
・ 失認があればその内容を記載
・ 実行機能障害があればその内容と程度を記載
・ 視空間認知の障害があればその内容と程度を記載
・ 人格・感情の障害等があればその内容と程度を記載

3．身体・精神の状態に関する検査結果（実施した検査にチェックして結果を記載）

・ 認知機能検査・神経心理学的検査、臨床検査（画像検査を含む）は原則として全て行う

□ 認知機能検査・神経心理学的検査

□ MMSE　□ HDS-R　□ その他（実施検査名　　　）

□ 未実施（未実施の場合チェックし、理由を記載）

□ 検査不能（検査不能の場合チェックし、理由を記載）

・ 診断時に行われた認知機能検査(MMSE, HDS-R(改訂長谷川式簡易知能評価スケール)等)の該当するものをチェックし、結果を記載
・ 未実施・検査不能の場合にはその理由を記載（本人が拒否など）

□ 臨床検査（画像検査を含む）

□ 未実施（未実施の場合チェックし、理由を記載）

□ 検査不能（検査不能の場合チェックし、理由を記載）

・ 認知症の診断と関連する臨床検査結果（頭部CT、MRI、SPECT、PET等の画像検査、あるいは特記すべき血液生化学検査、脳脊髄液検査など）を記載

□ その他の検査

・ 上記以外の検査結果（MIBG心筋シンチグラフィー等）を記載

4．現時点での病状（改善見込み等についての意見）

＊前頁2⑤に該当する場合（甲状腺機能低下症、脳腫瘍、慢性硬膜下血腫、正常圧水頭症、頭部外傷後遺症等）のみ記載

(1) 認知症について6月以内[または6月より短期間（　　ヶ月間）]に回復する見込みがある。

・ (1)を○で囲んだ場合には、括弧内に当該期間（1月～5月）を記載する。

(2) 認知症について6月以内に回復する見込みがない。

(3) 認知症について回復の見込みがない。

該当する番号を○で囲む

5．その他参考事項

4．再診断の場合で前回（1）と診断し、再度（1）の診断をする場合には、2の診断の所見欄に前回の見込みが異なった理由を具体的に記載する。理由の記載がない場合、または合理的な理由がない場合には（2）または（3）として扱われる可能性がある。

以上のとおり診断します。　　平成　年　月　日

病院または診療所の名称・所在地

認知症疾患医療センターに指定されている機関である場合にはその旨についても記載する。

担当診療科名

担当医氏名

日本認知症学会、老年精神医学会等の学会認定専門医である場合にはその旨を記載する。

図23　警察庁が公開している診断書記載ガイドライン

（警察庁ホームページ https://www.npa.go.jp/laws/notification/koutuu/menkyo/menkyo20201223_r233.pdf から引用）

いと考えたからである．このガイドラインの最大の欠点は所見の部分である．具体的な記載例として，注意障害があればその内容と程度の記載，失語があればその内容を記載，失行があればその内容の記載など9項目にわたり認知機能あるいは高次脳機能の状態を記載するよう指示されている．かかりつけ医・非専門医が診断書を作成するためには，失語とは何か，失行とはどういう病態を指すのかなどの専門的知識を知らなければならない．認知症を専門とされない先生方に広く診断書作成をお願いするにはあまりにも不親切な診断書記載のガイドラインといわざるを得ない．このようなガイドラインでは，かかりつけ医・非専門医の先生方が診断書を作成する際に役立たないのではないだろうか．その理由からより簡便な愛知県版を作成する動機となったのである．認知機能の状態を文章で書く作業に比して代表的な項目を列挙してそこにチェックを入れてもらうほうがはるかに簡便である．また，認知症の重症度判定を加えることでその患者の病像をより正確に把握する手助けになると考えて作成したのである．

🔮 文献

1) 一定の病気等に係る運転免許関係事務に関する運用上の留意事項について．別添 一定の病気に係る免許の可否等の運用基準．例規甲（免講）第46号．令和3年2月12日．
2) 道路交通法施行規則の一部を改正する内閣府令などの施行に伴う安全運転管理者の業務の拡充について（通達）．警察庁丁交企発第412号，丁交指発第116号．令和3年11月10日．

CHAPTER 3

運転免許に関連する診療の実態
(自験例での検討)

本章では，2017 年 3 月の改正道路交通法の施行以降に当院認知症疾患医療センターを受診してきた運転免許に関連する患者の実態を報告し，医療現場における問題点を探ることにする.

🚗 当院認知症疾患医療センターにおける診断の実態

2017 年 4 月から 2022 年 4 月までの 5 年間で運転免許に関連する診療を希望し受診してきた患者は 340 名であった．そのなかには再来患者（当センターで初回の診断書を作成後，後日診断書の再提出を命じられた患者）も含まれ，初診患者は 290 名（男性 215 名，女性 75 名，平均 79.8 ± 4.4 歳）であった.

受診経路から分析すると，①免許更新の際に受検した認知機能検査で第一分類（49 点未満）と判定され診断書提出命令を受けた患者（かかりつけ医からの紹介あるいは家族に連れられて受診），②交通違反や交通事故が原因で臨時認知機能検査を受検し第一分類と判定され診断書提出命令を受けた患者，③臨時適性検査の対象患者，④その他（警察活動による診断書提出命令を受けた患者やセカンド オピニオンを希望など）に大別される． 図24 は，初診患者 290 名における受診経路の割合を示したものである．更新時の認知機能検査で第一分類と判定され受診してきた患者は 184 名（63.5％）であり，かかりつけ医からの紹介と家族に連れられての受診がほぼ半数ずつであった．臨時適性検査による受診は 72 名（24.8％），臨時認知機能検査による受診は 20 名（6.9％）であった．その他 14 名には，迷子などで警察に保護され認知症の疑いがあると判断され診断書の提出を求められ受診してきた患者やセカンド オピニオンを求めて受診してきた患者らが含まれる.

初診患者 290 名における当院認知症疾患医療センターでの臨床診断の内訳を 図25 に示した．認知症と診断した患者は 209 名（72.1％）であり，アルツハイマー型認知症 200 名，血管性認知症 4 名，レビー小体型認知症 2 名，病型

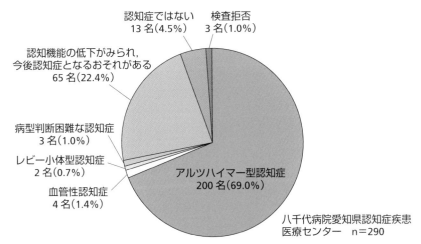

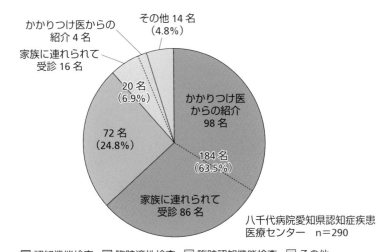

図 24　運転免許に関連する診療　初診患者の受診経路

■ 認知機能検査　■ 臨時適性検査　□ 臨時認知機能検査　□ その他

その他 14 名
（4.8%）

かかりつけ医からの
紹介 4 名

家族に連れられて
受診 16 名

20 名
（6.9%）

72 名
（24.8%）

かかりつけ医
からの紹介
98 名

184 名
（63.5%）

家族に連れられて
受診 86 名

八千代病院愛知県認知症疾患
医療センター　n＝290

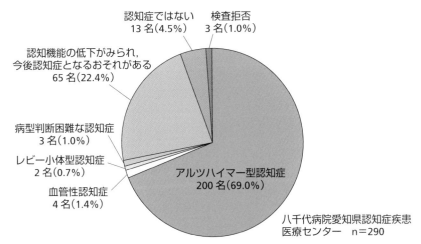

図 25　運転免許に関連する診療　初診患者の診断内訳

認知症ではない
13 名（4.5%）

検査拒否
3 名（1.0%）

認知機能の低下がみられ，
今後認知症となるおそれがある
65 名（22.4%）

病型判断困難な認知症
3 名（1.0%）

レビー小体型認知症
2 名（0.7%）

血管性認知症
4 名（1.4%）

アルツハイマー型認知症
200 名（69.0%）

八千代病院愛知県認知症疾患
医療センター　n＝290

判断が困難な認知症 3 名であった．認知機能の低下がみられ，今後認知症となるおそれがあると診断した患者は 65 名（22.4%），認知症ではない患者は 13 名（4.5%）であった．更新時ならびに臨時認知機能検査で第一分類と判定され診断書作成目的で受診してきた 204 名における診断の内訳をみると，病型を問

JCOPY　498-32898

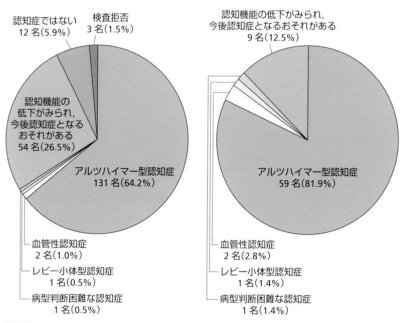

A　更新時＋臨時認知機能検査
（八千代病院愛知県認知症疾患
医療センター　n＝204）

認知症ではない
12名(5.9%)

検査拒否
3名(1.5%)

認知機能の
低下がみられ，
今後認知症となる
おそれがある
54名(26.5%)

アルツハイマー型認知症
131名(64.2%)

血管性認知症
2名(1.0%)

レビー小体型認知症
1名(0.5%)

病型判断困難な認知症
1名(0.5%)

B　臨時適性検査
（八千代病院愛知県認知症疾患
医療センター　n＝72）

認知機能の低下がみられ，
今後認知症となるおそれがある
9名(12.5%)

アルツハイマー型認知症
59名(81.9%)

血管性認知症
2名(2.8%)

レビー小体型認知症
1名(1.4%)

病型判断困難な認知症
1名(1.4%)

図26　更新時ならびに臨時認知機能検査，臨時適性検査における診断の内訳

わず認知症と診断された患者は135名（66.2%），認知機能の低下がみられ，今後認知症となるおそれがある患者54名（26.5%），認知症ではない患者12名（5.9%）であった．アルツハイマー型認知症が受診者全体の64.2%を占めていた　図26A．臨時適性検査を依頼された72名の診断内訳は，認知症と診断した患者は63名（87.5%），認知機能の低下がみられ，今後認知症となるおそれがある患者9名（12.5%）であった．臨時適性検査を依頼された患者のなかで認知症ではない患者はみられなかった　図26B．

　著者の認知症疾患医療センターにおける診断内訳では認知症と診断される患者が圧倒的に多かったが，全国統計との比較ではどうなるのかは興味深いテーマである．第一分類と判定された高齢者が医師の診断を受けてどのような診断を下されているのか，認知症の病名の内訳について最新のデータをみつけることができなかった．そこで正確さにやや難があるかもしれないが愛知県警から提供された

JCOPY　498-32898

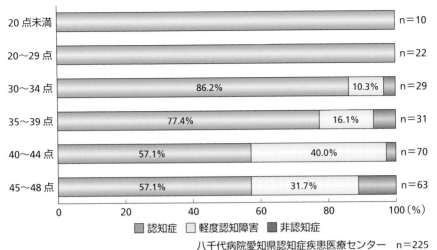

20 点未満		n＝10
20～29 点		n＝22
30～34 点	86.2% / 10.3%	n＝29
35～39 点	77.4% / 16.1%	n＝31
40～44 点	57.1% / 40.0%	n＝70
45～48 点	57.1% / 31.7%	n＝63

■ 認知症　□ 軽度認知障害　■ 非認知症

八千代病院愛知県認知症疾患医療センター　n＝225

図 27 第一分類と判定された得点からみた認知症の有無

データ 図16 を援用して診断の内訳の比較を行った．2021 年に医師の診断を受けた者は 13,725 名であり，免許証の取消しなどの処分を受けた 996 名はおそらく認知症との診断を受けた結果であろうとの推測で考えると，全国で第一分類と診断され医師の診断を受けた者の 7.3% が認知症との診断を受けていたと思われる．認知機能の低下がみられ，今後認知症となるおそれがあるが 72.1%，認知症ではないが 20.6% と算出される．著者の診断の内訳との間で大きな乖離がみられている．

　第一分類と判定された初診患者 225 名では，当院認知症疾患医療センター受診前に受検した認知機能検査（臨時認知機能検査を含む）の得点を把握することができた．225 名全体では，病型を問わず認知症と診断された患者は 157 名（69.8%），認知症ではないが認知機能の低下がみられ，今後認知症となるおそれがある患者（以下，軽度認知障害と表示）56 名（24.9%），認知症ではない患者 12 名（5.3%）であった．図27 は，225 名における得点分布からみた病名の割合を示したものである．認知機能検査で 30 点未満しか獲得できなかった患者はすべて何らかの病型の認知症に罹患していた．30 点以上では，点数が増加するにつれて軽度認知障害と診断される患者の割合が増加していき，それに相反して認知症と診断される患者の割合は減少していた．この結果から，大雑把な判

35

断であるが，①受診前の認知機能検査の得点が 30 点未満のときには認知症に罹患していると判断してよい，② 30 点台の場合には多くは認知症に罹患しているが軽度認知障害や認知症ではない患者の可能性も除外できない，③ 40 点以上では，軽度認知障害と認知症ではないが半数近くを占めており，認知症の有無を判断する際に慎重な診療態度が求められる，といえそうである．

　診断書作成に関して臨時適性検査では必ず診断書の作成を要請されるが，更新時ならびに臨時認知機能検査によって受診し認知症と診断した患者と家族に対しては，診断書作成前に免許証の自主返納を著者は勧めている．更新時ならびに臨時認知機能検査による患者 204 名で自主返納に応じた者は 122 名（59.8％）であった．診断書作成は 70 名（34.3％），自然失効 2 名，その他 10 名であった．その他の多くは，診断結果に納得せず診療を終了している．おそらく他の医療機関を受診しているのではないかと思われる．

🚗 2022 年 5 月改正道路交通法施行後における診療の実態（自験例での検討）

　2022 年 5 月に道路交通法が改正され，認知機能検査の結果が「認知症のおそれがあり」と「認知症のおそれがなし」の 2 区分判定に変更になった．当院認知症疾患医療センターには，2022 年 5 月から 2023 年 1 月までに認知機能検査が 36 点未満（認知症のおそれがあり）であった 34 名が運転免許に関連する診断書作成のために受診してきている．図28 は，初診時の診断の内訳を示したものである．アルツハイマー型認知症が 18 名 52.9％，認知機能の低下がみられ，今後認知症となるおそれがある 12 名（35.3％），認知症ではない 4 名（11.8％）となっていた．これ以前のデータ 図25 と比較してみると，認知症と診断される患者の割合が減少し，代わって認知機能の低下がみられ，今後認知症となるおそれがある，ならびに認知症ではないと診断される患者がやや増加する傾向が観察された．しかし，対象が 34 名とまだ少数なので，診断の内訳に関しては今後の検討が必要である．

　図29 は，受検した認知機能検査の得点分布からみた病名の割合を示したものである．24 点以下ではいずれも認知症との診断を下している．30 点以上では認知症と診断された者はなく，認知機能の低下がみられ，今後認知症となるおそれ

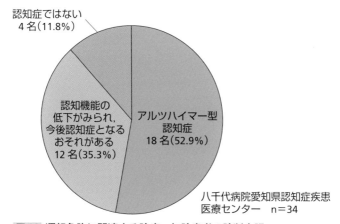

図 28 運転免許に関連する診療　初診患者の診断内訳
　　　（2022 年 5 月～2023 年 1 月）

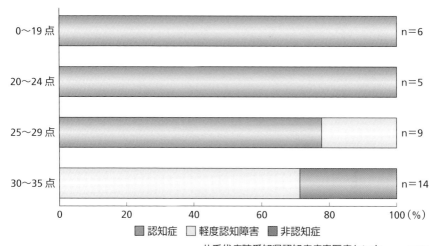

八千代病院愛知県認知症疾患医療センター　n＝34

図 29 「認知症のおそれがあり」と判定された 34 名で認知機能検査の得点からみた認知症
　　　の有無

がある（軽度認知障害と表示），あるいは認知症ではないが占めていた．自験例
がまた少数なことから確実なことはいえないが，2022 年 5 月に変更になった認
知機能検査で 24 点以下しか獲得できない受検者は認知症に罹患している可能性
が極めて高い，30 点以上では認知症が含まれる可能性は低いのかもしれない．

確実なことは今後多数例を集積したうえでの検討になるかと思うが，認知症疑いの判別点を 36 点に設定したことが妥当であったか否かが問われることになるといえる．

🚗 家族からの病歴は診断に役立つか

　認知症診療の原則は，患者の生活状況をよく知る家族や周囲の人々からの詳細な病歴聴取である．典型的な認知症の病像を示す患者の場合には家族からの病歴聴取だけで認知症に進展していることを推認することは可能である．たとえばアルツハイマー型認知症ならば，（1）しまい忘れやおき忘れ，同じことを何回もいうなどの記憶障害，（2）日時の把握が混乱，（3）易怒性，（4）自発性の低下・意欲の減退の 4 つの症状が存在し，さらに生活障害の存在が明らかになったときにはその診断は容易である．家族から活発な幻視がみられる，動作が緩慢で安静時振戦があるなどの情報を得ることができればレビー小体型認知症の可能性が浮かぶ．しかし，運転免許に関連する診療では，家族から認知症の有無に関する有益な情報を得ることは難しいと考えたうえで診療を行うほうがよい．なぜならば，家族は公安委員会から診断書提出命令書が届くまで認知症かなとは考えていないからである．つまり患者を認知症との視点でみていないのである．
　図30 は，運転免許に関連する診療（対象 267 名）と通常のもの忘れ外来（対象 720 名）における家族が気づいた症状の出現頻度を比較したものである．人名や物品名の想起困難あるいは同じことを何回もいう，聞いてくる，頓珍漢な話が多いという記憶に関する症状，あるいは易怒性の有無，外出したがらない，趣味や好きなことをしなくなったという自発性の低下・意欲の減退，注意障害が関与する火の不始末，生活遂行能力をみる金銭管理ができないなどの症状の出現頻度は，通常のもの忘れ外来のそれらに比して運転免許に関連する診療では圧倒的に少ないことがわかる．病歴聴取の際に使用した家族への問診票のなかで 261 名の家族が生活障害の有無について記載していた．その結果をみると，認知症と診断した 188 名のなかで生活障害があると考える家族は 42 名（22.3％）にすぎず，128 名（68.1％）では生活障害を感じておらず，わからないが 18 名（9.6％）であった．運転免許に関連する診療では，患者が認知症に進展していても家族は生活障害の存在を認識していないあるいはできていないことが多いので

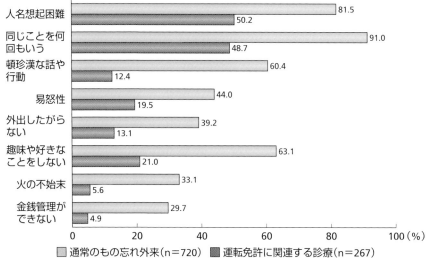

図30 家族からの病歴聴取で「あり」と回答した頻度

ある．この点が認知症に進展している患者を認知症ではないと誤って判断をしてしまう要因といえる．運転免許に関連する診療では，診断に際して家族からの病歴聴取よりも患者への問診・診察の占める割合が大きいことを強調しておきたい．

🚗 当院認知症疾患医療センターにおける神経心理検査の実態

　著者は，運転免許に関連する診療で認知機能を評価する神経心理検査として，MMSE と HDS-R，ADAS-J cog.，FAB，WMS-R の５つを原則として施行している．図31 は，認知症，認知症ではないが認知機能の低下がみられ，今後認知症となるおそれがある（以下，軽度認知障害と略す），認知症ではないと診断した３群間における MMSE ならびに HDS-R 総得点の分布をみたものである．認知症ではないならびに軽度認知障害と診断した患者では MMSE で 18 点以下，HDS-R で 16 点以下を示すことはなかった．認知症を疑う得点として，MMSE は 23 点以下，HDS-R は 20 点以下と規定されていることを考えると，たとえ

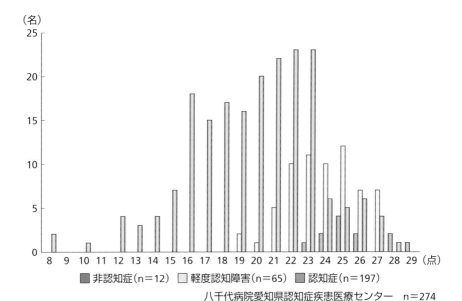

八千代病院愛知県認知症疾患医療センター　n=274

図 31A 運転免許に関連する診療 MMSE 総得点の分布

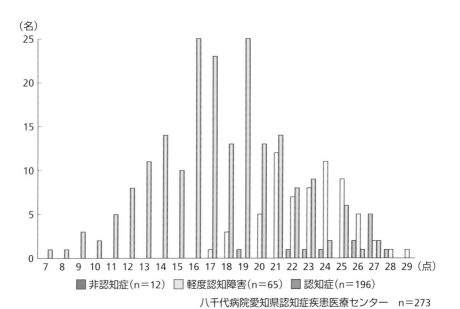

■ 非認知症(n=12)　□ 軽度認知障害(n=65)　■ 認知症(n=196)

八千代病院愛知県認知症疾患医療センター　n=273

図 31B 運転免許に関連する診療 HDS-R 総得点の分布

ば MMSE が 15 点しか獲得できない患者に対して認知症ではないあるいは軽度認知障害と診断することは合理的ではないであろう．MMSE あるいは HDS-R を実施した結果，認知症／非認知症の境界点を大きく下回る得点しか獲得できなかった患者に対して病名を選択する際には慎重に対応すべきであるといえる．安易に認知症ではないあるいは軽度認知障害との診断を下すと公安委員会によって疑義事例と判断される可能性が高い．

行動・心理症状 BPSD の評価スケールとして NPI を使用しているが，評価ができた 252 名で BPSD が全くみられない患者が 167 名（66.3％）に及び，3 人に 2 人が行動・心理症状 BPSD を全く認めない患者であった．また，NPI でなんらかの症状があった 85 名の中で無関心のみが観察された患者が 27 名みられた．認知症診療では，妄想や幻覚，暴力行為，異常行動などの行動・心理症状 BPSD を伴う患者では容易に診断を下すことは可能であるが，運転免許に関連する診療ではこれらがみられない患者が多いことが診断をより困難にさせている要因である．

 ## 認知症疾患医療センターにおける臨時適性検査の実態

初診 290 名のなかで臨時適性検査の依頼があったのは 72 名であった．依頼の内訳は，疑義事例（前医の診断書では公安委員会が運転継続の可否判断をできないとされた事例）40 名，迷子の保護などを通じた警察活動で認知症が疑われた 23 名，交通違反 6 名，交通事故 3 名であった．疑義事例 40 名における前医の病名は，認知症ではないが認知機能の低下がみられ，今後認知症となるおそれがある 20 名，アルツハイマー型認知症 8 名，血管性認知症 3 名，前頭側頭型認知症 1 名，その他の認知症 3 名，認知症ではない 3 名，2 通りの異なる診断書の提出 1 名，診断書で 2 つの病名にチェックが入っていた 1 名であった．

表7 は，認知症ではないが認知機能の低下がみられ，今後認知症となるおそれがあると前医に診断された 20 名における前医の診療科ならびに HDS-R と MMSE の得点，疑義事例とされた理由，著者の診断，著者の施設での HDS-R と MMSE の得点をまとめたものである．診断書を作成したのは認知症の診断に慣れていると思われる脳神経内科医や脳神経外科医が半数近くを占めていた．疑義事例と公安委員会が判断した根拠のほとんどは，病名と HDS-R（一部は

表7 疑義事例（認知症ではないが認知機能の低下がみられ，今後認知症となるおそれがある）20名の状況

年齢	性別	前医	HDS-R	MMSE	疑義の理由	著者の診断	HDS-R	MMSE
84	男	かかりつけ医	10		診断名とHDSRの不整合性	AD	15	17
83	男	かかりつけ医	10		診断名とHDSRの不整合性	AD	13	15
87	男	かかりつけ医	15		診断名とHDSRの不整合性	AD	18	16
80	男	かかりつけ医	15		診断名とHDSRの不整合性	AD	17	20
86	男	かかりつけ医	14		診断名とHDSRの不整合性	AD	14	15
78	男	総合病院 内科医	15		診断名とHDSRの不整合性	AD	25	20
77	男	総合病院 脳神経内科医	10		診断名とHDSRの不整合性	AD	19	23
79	男	総合病院 内科医	12		診断名とHDS-R， 病期判断の不整合性	AD	検査拒否	
78	男	総合病院 脳神経内科医	13		診断名とHDS-R， 病期判断の不整合性	AD	17	20
74	男	総合病院 脳神経内科医	15		診断名とHDS-R， 病期判断の不整合性	AD	18	18
83	男	総合病院 脳神経内科医	16	23	診断名とHDS-R， 病期判断の不整合性	AD	15	16
81	男	総合病院 脳神経内科医	16		診断名とHDS-R， 病期判断の不整合性	AD	16	20
80	女	脳神経外科 開業医	12		診断名とHDS-R， 病期判断の不整合性	AD	13	18
84	男	かかりつけ医	15		診断名とHDS-R， 病期判断の不整合性	VaD	11	16
83	男	かかりつけ医	14	19	診断名とHDS-R， 病期判断の不整合性	AD	17	16
86	男	脳神経外科 開業医	15	16	診断名とHDS-R，MMSE， 病期判断の不整合性	AD	17	23
78	男	かかりつけ医	13		診断名とHDS-Rの不整合性，脳画像所見の不記載	AD	11	16
86	男	かかりつけ医	22	26	抗認知症薬服薬中，診断名と病期判断の不整合性	AD	23	22
79	男	脳神経外科 開業医	12	18	脳梗塞による失語症が存在，診断名に疑義	VaD	17	18
80	男	総合病院 脳神経外科医	未実施		神経心理検査未実施	AD	19	20

AD：アルツハイマー型認知症，VaD：血管性認知症

42

MMSE）との不整合性あるいは病期判断との不整合性によるものであった．1
事例を除いて前医で施行された HDS-R は 10 点から 16 点に位置していた．つ
まり，認知症ではないと診断しているにもかかわらず，HDS-R の得点が認知症
と考えられる領域に位置していることから，公安委員会としては運転継続の可否
を判断できないとしているのである．　また病期判断として，FAST1（認知機能
の障害なし，正常）と判定されているあるいは日常生活自立度が自立にチェック
が入っていることから認知症ではないに該当するのではないかとの整合性の問題
も疑義理由になっているようである．　おそらく前医は，HDS-R あるいは
MMSE の得点は認知症の範疇であるが本人あるいは家族が生活に支障はないと
述べていることから，認知症ではないが認知機能の低下がみられ，今後認知症と
なるおそれがある，いわゆる軽度認知障害と診断しているのだろうと推測され
る．HDS-R が 10 点しか獲得できない患者が果たして日常生活上で支障をきた
していないといえるのだろうか．高齢者，とくに男性では，定職についているこ
とは稀であろうし，家事全般に関わることもほとんどないのでまとまった生活能
力を駆使することが少ないと思われる．認知症に進展していても社会生活や家庭
内での生活で支障が目立たない場合が多いのではないだろうか．この現象は，運
転免許に関連する診療に限らず広く認知症診療においてみられるものである．認
知症が軽度の段階では女性よりも男性のほうが診断を下すことがより難しいとい
える．著者は，疑義事例すべてにアルツハイマー型認知症あるいは血管性認知症
との診断を下している．その根拠は，HDS-R と MMSE 以外に ADAS-J cog.
ならびに FAB，WMS-R などのテスト式認知機能検査，NPI による行動・心理
症状 BPSD の評価，PSMS（Physical Self-Maintenance Scale）や IADL（In-
strumental Activities of Daily Living）による日常生活動作（ADL）の評価を
約 1 時間半かけて施行し総合的に判断していること，高齢者では生活障害が目
立たないあるいは家族が気づかない認知症が存在することがあるとの考えによっ
ている．

　表8 は，認知症あるいは認知症ではないと診断された患者ならびにその他の
理由で疑義事例とされた 20 名の状況を示したものである．12 名では，アルツ
ハイマー型認知症あるいは血管性認知症，前頭側頭型認知症と診断されているに
もかかわらず臨時適性検査の対象になっている．その理由としては，病期判定が
不適切（アルツハイマー型認知症と診断しているが FAST1 や 2 あるいは日常生

表8 疑義事例（認知症あるいは非認知症，その他の理由）20名の状況

年齢	性別	前医	前医の診断	HDS-R	著者の診断
83	男	病院 脳神経外科医	アルツハイマー型認知症	17	判断困難
81	男	総合病院 脳神経内科医	アルツハイマー型認知症	19	AD
74	男	精神科病院 精神科医	アルツハイマー型認知症	17	判断困難
83	女	かかりつけ医	アルツハイマー型認知症	20	AD
84	男	総合病院 脳神経内科医	アルツハイマー型認知症	14	AD
83	男	かかりつけ医	アルツハイマー型認知症	21	その他の認知症
77	男	総合病院 脳神経外科医	アルツハイマー型認知症	脳画像なし	AD
86	男	総合病院 脳神経内科医	アルツハイマー型認知症	14	AD
76	男	総合病院 脳神経内科医	血管性認知症	20	判断困難
79	男	かかりつけ医	血管性認知症	17	AD
78	男	かかりつけ医	血管性認知症	19	AD
68	男	総合病院 脳神経内科医	前頭側頭型認知症	17	AD
72	男	かかりつけ医	その他の認知症	22	AD
86	男	総合病院 脳神経内科医	その他の認知症 （高度難聴）	未実施	判断困難
80	男	精神科病院 精神科医	その他の認知症	14	AD
89	女	かかりつけ医	認知症ではない	未実施	判断困難
80	女	かかりつけ医	認知症ではない		判断困難
85	男	かかりつけ医	認知症ではない	未実施	AD
84	男	脳神経内科 開業医	2種類の病名にチェック	17	AD
78	男	脳神経外科医，脳神経内科医	病名の異なる2通の診断書提出		AD

判断困難：認知症ではないが認知機能の低下がみられ，今後認知症となるおそれがある．
AD：アルツハイマー型認知症

活自立度が自立にチェックが入っている），脳画像検査が未実施なことが挙げられる．その他の認知症と診断された3事例では，その他の認知症に続く括弧内に「認知症の分類は不明」，「高度難聴」，「判定はできないが認知機能低下を認める」との記載があり，いずれも脳画像検査が未実施であった．その他の認知症の項目は，甲状腺機能低下症や特発性正常圧水頭症などの治療可能な認知症や皮質基底核変性症など稀な病態を記載すべき欄であり，前述3事例の記載はいずれも不適切と公安委員会は判断している．さらに脳画像検査が実施されていない点も臨時適性検査になった理由である．認知症ではないと診断された3事例では，

JCOPY 498-32898

いずれも神経心理検査や脳画像検査が実施されずに診断を下されていることが理由になっている．残りの2事例は，病名欄で2つにチェックが入っている（アルツハイマー型認知症と認知症ではないが認知機能の低下がみられ，今後認知症となるおそれがある），異なる2通の診断書が提出されている（アルツハイマー型認知症と認知症ではないが認知機能の低下がみられ，今後認知症となるおそれがある）ことが問題視されている．

　著者の診断は，前医と異なることもあれば一致していることもあるが，ここで問題とされるのは著者の診断が正しいか否かではなく，なぜ前医の診断書が臨時適性検査になったかである．疑義事例を含めて公安委員会は，診断の正否を問題にしているのではなく，病名とその総合所見，神経心理検査，脳画像検査実施の有無，病名からみた病期判断が妥当かどうかなどを検討したうえで診断書全体に整合性があるか否かを判断しているのである．病名で認知症の欄にチェックを入れるならば，それにみあう神経心理検査の結果を記載すべきであろうし，脳画像検査は必ず実施すべきである．

警察活動によって臨時適性検査の対象となった患者の実態

　迷子の保護などを通じた警察活動で認知症が疑われ臨時適性検査の対象になった患者が23名みられた 表9 ．臨時適性検査の対象となる原因は多彩であるが市内などで道がわからなくなり「迷い人」として警察に保護された事例が比較的多い．警察官の面接などを通じて患者がおかしな言動を示すことによって認知症が疑われる場合には，自主的に診断書の提出を患者に求めるか臨時適性検査の対象となり医療機関への受診を命じられることになる．著者の臨床診断では，3名以外はすべてアルツハイマー型認知症であった．警察活動によって異変を指摘される事例では，迷子や明らかに不適切な運転，面接時の頓珍漢な行動や言動などが観察され，多くは認知症に進展していると考えて診療を進めるのがよい．以下に印象的な事例を呈示する．

表9 警察活動などで臨時適性検査の対象になった23名の状況

年齢	性別	臨時適性検査の対象となった事由
86	男	コンビニで意味不明の言動がみられ店員から警察に通報があった.
80	女	コンビニから「迷い人がいる」と警察に通報が入った.
83	女	スーパー駐車場で自分の車の位置がわからず警備員に発見されて警察に通報となった.
70	女	「引き出した覚えがないのに通帳のお金が減っている」と駐在所に相談来所.
83	女	高速道路出口で立ち往生, 市内で道に迷っているところを通報された.
85	男	駐車場で自分の車の位置がわからず帰宅できず, 警察に保護された.
78	男	ガソリンスタンドで寝ているところを発見, 通報された.
78	男	道に迷い, コンビニから警察に通報された.
73	男	頻回事故高齢者で交通安全教育で警察官が面接, 言動がおかしいと判断された.
69	男	急ブレーキなどのあおり運転で警察に通報された, 自分は悪くないと主張している.
84	男	市内で迷い人として警察に保護された.
79	男	市内で迷い人として警察に保護された.
71	男	コンビニで物損事故を起こし, その時の対応がおかしいと警察に指摘された. 開業医. 軽度認知障害と診断した.
81	男	交番を訪れ, 「娘のところに連れて行ってくれ」というが, 娘の住所や氏名を答えられず.
81	男	交通違反を繰り返している, 市内で迷子になり警察に保護された.
82	女	市内で迷い人として警察に保護された. 軽度認知障害と診断した.
90	男	市内で迷い人として警察に保護された. 車のあちこちに傷がある.
79	男	夜間走行中に道路と間違えて線路に侵入した.
81	女	隣人からてんかんがあるのに運転をしていると警察に通報があった. 軽度認知障害と診断した.
78	女	鍵がないと警察に通報, 言動のおかしさを指摘された.
81	男	診断書提出がないので警察官が自宅を訪問, 患者の言動がおかしいと指摘.
68	男	原付バイクで事故が多く, 警察官の面接で身なりがだらしなく, 頓珍漢な話が多かった.
82	男	市内で迷い人として警察に保護された.

事例 1

82歳, 女性, 市内で迷子になり警察に保護された事例

　車を運転中に市内で迷い人として警察に通報された. 警察官の面談で HDS-R が20点, 取り繕い反応が目立つことから臨時適性検査の対象に

JCOPY 498-32898

なった．車の後部に擦過傷がいくつか観察されている．免許更新時に認知機能検査を受けているが5年前は73点，2年前は51点であった．付き添いの娘の話では，「私は認知症だとは思っていない．迷子になったのは，夜間でいつもの道路が工事中だったので迂回をしたことから道に迷っただけだと思う」とのことだった．診察では，本人は高度難聴であるが補聴器を使用していない．耳元で大声を出すとなんとか聞こえるようである．検査のための退室指示に対して戸惑う行動が観察された．神経心理検査の結果を以下に示す．

① NPI（行動・心理症状を評価する検査）：該当する項目はない．
② MMSE（23/24点が認知症／非認知症の境界）：21点．3物品名の遅延再生課題と3段階の命令実行課題で失点が目立つ．
③ HDS-R（20/21点が認知症／非認知症の境界）：23点．
④ ADAS-J cog.（認知機能障害の重症度を判断する検査．70点満点．非認知症は2点〜8点，12点〜20点が軽度認知症，21点〜35点が中等度認知症，36点以上は高度認知症と判断）：16点．
⑤ FAB（前頭葉機能を評価する検査．11点以下は支障ありと判断）：7点．
⑥ ADL評価（PSMS，IADL．家族からみた日常生活動作の評価）：生活障害はないと家族は判断している．

　認知症の有無の判断が困難であり，患者と家族に免許証の自主返納を勧めたが，家業である農業のために運転は必要であるとして拒否された．認知症ではないが認知機能の低下がみられ，今後認知症となるおそれがある，として診断書を作成した．半年後に再度受診してきたが，そのときにはMMSE：20点，HDS-R：18点，ADAS-J cog.：14点，FAB：8点であり，記憶障害に加えて見当識障害や注意障害（計算障害），構成障害がみられることからアルツハイマー型認知症に進展しているものと診断した．家族に診察結果を伝え免許証の自主返納を勧めたが診断結果に納得しなかった．診断に不満があるならば，セカンドオピニオンもありますと伝えて診断書を家族に返却した．

　家族が診断に納得しない，不満を抱いている場合には他の医師の診断を受けたらどうかと勧め，無理に診断書を作成しないほうがよい．無理に診断書を作成した結果，後日トラブルに巻き込まれるリスクは避けるべきである．

事例 2　71 歳，男性，内科開業医，アルコール多飲歴があり頻回に交通事故を起こしている事例

　妻と離婚し現在は独居．付き添いの実弟の話では，家族や医院の従業員に何時間でも説教をするので愛想をつかされ妻は出て行ってしまった．医院の看護師らに直近 3 カ月分の給料を出していない．自宅で何回も車を乗り上げたりして自損事故を繰り返している．コンビニに駐車していた他人の車にぶつけてしまい，警察官が面接をしたとき，言動などから認知症が疑われた．面接時，本人の口周囲には食べかす（チョコレート様のもの）が付着し，上衣トレーナーは裏返し，左右異なる靴を履くなどの状況であった．著者の診療を受けた年の 4 月に 3 件，9 月に 2 件の計 5 件の物損事故を起こしている．診察当日の様子は，衣服は真っ赤な半袖のポロシャツにジャケットを着ており，靴紐は両側ともに解け，寸足らずの靴下を履いていた．問診では，「自分自身では物損事故を起こしたことを覚えていない．診断書を知人の医師に頼んで作成してもらったがその件を警察に申告したらその診断書はダメだと言われた．普段は日本酒を 2 合から 3 合は飲んでいる」と述べていた．年齢や生年月日，診療日の年月日や曜日，病院名は正答していた．前日の夕飯を尋ねると「デリバリーの寿司，銀のさら」，朝食は食べていないと述べていた．3 物品名の遅延再生課題ではふたつは自発想起可能，ひとつはヒント呈示でも想起できなかった．計算課題では途中から混乱をしていた．最近の重要なニュースの想起ではアメリカ大統領選挙やコロナ禍を述べ適切であった．以下に神経心理検査の結果を示す．

① NPI（行動・心理症状を評価する検査）：実弟は把握しておらず不明．
② MMSE（23/24 点が認知症 / 非認知症の境界）：23 点．計算課題と 3 物品名の遅延再生課題で失点が目立っていた．
③ HDS-R（20/21 点が認知症 / 非認知症の境界）：24 点．
④ ADAS-J cog.（認知機能障害の重症度を判断する検査．70 点満点，非認知症は 2 点〜8 点，12 点〜20 点が軽度認知症，21 点〜35 点が中等度認知症，36 点以上は高度認知症と判断）：7 点．
⑤ FAB（前頭葉機能を評価する検査．11 点以下は支障ありと判断）：7 点．
⑥ 論理的記憶 WMS-R（記憶障害の有無を判断する検査．物語を検査者が

JCOPY 498-32898

呈示し，その後に被検者がその物語を再生する課題）：11点．74歳での基準値しか設定されていないが，70歳から74歳では11点から26点が基準となる．

⑦ ADL評価（PSMS，IADL．家族からみた日常生活動作の評価）：評価できず．

　総合的に勘案して認知症の有無を判断することが困難な事案である．神経心理検査の結果から記憶障害の存在は明らかであり，自損事故などをしばしば起こしていることから実行機能の低下も疑われる．現在の病像が性格的な偏倚に由来するものなのか認知症に進展した結果であるのかについて診断を下しがたい事例である．全体像をみると，運転をやめさせたい，やめて欲しいと考える事例であるが，確実に認知症との診断を下すだけの根拠に乏しいといわざるを得ない．病名は，認知症ではないが認知機能の低下がみられ，今後認知症となるおそれがある，にチェックを入れた．その後，運転を継続しているのか否かを含めて状況を把握できていない．

 事例 3　81歳，女性，前医の診断と異なり軽度認知障害と診断した事例

　夫の介護認定のために来訪した調査員によって患者の言動がおかしいとの指摘を受けた息子が，認知症専門クリニックに連れていき診断を受けた．病名は，原因不明の認知症，遅発性パラフレニア，発達障害，側頭葉てんかんであった．そのクリニックから「治そうとする気がない精神病である．処方はできない，施設入所しかない」といわれた．臨時適性検査に至った経緯は，隣人からてんかんをもっている者が自動車を運転しているとの情報が警察に入り，警察官が確認のために本人と面接をした際，「どちら様でしたか」と何度も聞き返す症状がみられ，認知症に罹患している疑いがもたれたことからである．問診では，年齢と生年月日，診察日の年月日，曜日，病院名は正答可能であった．前日の夕食の内容を尋ねたが，「……うん，生姜焼き，野菜の煮付け」，当日の朝食は「ご飯，味噌汁，たくわんなど」と回答していたが付き添いは同居していないので正否は不明であった．子どもの数や性別，居住地は正答していた．3物品名の遅延再生課題では自発的にはひとつ

も想起できなかった．ヒント呈示でひとつのみ想起可能であった．100 から 8 を順次引いていく課題では 60 まで正答可能であった．以下に神経心理検査の結果を示す．

① NPI（行動・心理症状を評価する検査）：たまに息子がものをもっていくとの妄想的な訴えがみられる．

② MMSE（23/24 点が認知症 / 非認知症の境界）：27 点．3 物品名の遅延再生課題で 2 点，計算課題で 1 点の失点であった．

③ HDS-R（20/21 点が認知症 / 非認知症の境界）：25 点．

④ ADAS-J cog.（認知機能障害の重症度を判断する検査．70 点満点．非認知症は 2 点〜8 点，12 点〜20 点が軽度認知症，21 点〜35 点が中等度認知症，36 点以上は高度認知症と判断）：7 点．

⑤ FAB（前頭葉機能を評価する検査．11 点以下は支障ありと判断）：7 点．

⑥ 論理的記憶 WMS-R（記憶障害の有無を判断する検査．物語を検査者が呈示し，その後に被検者がその物語を再生する課題）：5 点．74 歳での基準値しか設定されていないが，70 歳から 74 歳では 11 点から 26 点が基準となる．

⑦ ADL 評価（PSMS，IADL．家族からみた日常生活動作の評価）：生活障害はないと家族は判断している．

　本事例では，記憶障害は存在しているがそれ以外に有意な認知機能の低下は観察されない．妄想的な訴えはあるようだが家族間での葛藤に伴う環境要因（同居していた息子と不仲で口論が絶えず，患者宅から出ていってしまった）から派生しているのか，器質的病変である認知症に由来するものなのかの判断ができなかった．日常生活に重大な支障はないとされるが同居していない家族による判断なので実際に生活障害がないとの断定はできない．本来ならば，同居している家族からの情報収集が求められるが家族内での事情があるようでそれを実行することができなかった．今回の診療では認知症に進展しているのか否かの判断を下すことはできなかった．なぜならば，認知症と診断するためには生活障害の存在が必須であるが，本件ではそれはないと家族が判断しているからである．病名として認知症ではないが認知機能の低下がみられ，今後認知症となるおそれがある，にチェックを入れて今後の経過をみていくしかないとの結論を下した．

JCOPY 498-32898

臨時適性検査（疑義事例）からみた事例検討

　本章では，著者が愛知県公安委員会から委託を受け診療をしている臨時適性検査の事例を通じて運転免許に関連する診療において，なぜ疑義事例となり臨時適性検査の対象になったのか，前医の診断のどこに問題があったのか，認知症の有無について前医が判断を誤った理由はどこにあるのかなどを検討しながら，整合性のある診断書作成への道筋を明らかにする．各事例における「前医における診療と診断」の項は，診断書に記載されていた内容を正確に反映させているので一部でやや不備な表現になっていることをお断りしておく．

 事例 4 86歳，男性，交通違反（横断歩行妨害）で受検した臨時認知機能検査が40点であった事例

前医における診療と診断

病名 認知症ではないが認知機能の低下がみられ，今後認知症となるおそれがある（軽度の認知機能の低下，境界状態，認知症の疑い）．

総合所見 軽度の記憶機能障害を認めるが，市内くらいの短距離運転は可能と判断される．

神経心理検査 MMSE：15/30点

脳画像検査 MRIで軽度の脳萎縮を認める．

病期 FAST：1，認知症高齢者の日常生活自立度：自立．

診断医師 一般病院 脳神経外科医．

公安委員会による疑義

　疑義理由として，「同診断書の内容では，公安委員会において運転の可否判断が困難なため，専門の医師の診断が必要と判断」されている．公安委員

会の見解は，MMSE が 15 点であるにもかかわらず，認知症の診断に至らない点を疑問視しており，再診断が必要と判断されたことで臨時適性検査の対象になっている.

認知症疾患医療センターでの診療

病歴 患者は妻と 2 人暮らし．同居していない息子の話では，「一緒に自動車部品工場を経営しているが，記憶などはしっかりしている．同居していないので日常生活の詳細はわからない」.

問診 年齢や誕生日，診察日の年月，病院名は正答．日は誤答．前日の夕食は，「魚です．あじの煮たやつ，そういうものです」，当日の朝食は「パンだけ」とややあやふやな回答をしていた．3 物品名の遅延再生課題では，自発ならびにヒント呈示いずれもひとつも想起することができなかった．100 から 8 を引く計算課題では，76 以降で混乱し答えることができなかった.

神経心理検査

① NPI（行動・心理症状を評価する検査）：該当する項目はない.

② MMSE（23/24 点が認知症 / 非認知症の境界）：23 点．3 物品名の遅延再生課題は 0 点，3 段階の命令実行課題は 1 点であった.

③ HDS-R（20/21 点が認知症 / 非認知症の境界）：17 点．3 物品名の遅延再生課題は自発的にひとつも想起できず，ヒント呈示でふたつは想起が可能であった.

④ ADAS-J cog.（認知機能障害の重症度を判断する検査．70 点満点．非認知症は 2～8 点，12～20 点が軽度認知症，21～35 点が中等度認知症，36 点以上は高度認知症と判断）：14 点.

⑤ FAB（前頭葉機能を評価する検査，11 点以下は支障ありと判断）：12 点.

⑥ 論理的記憶 WMS-R（記憶障害の有無を判断する検査．物語を検査者が呈示し，その後に被検者がその物語を再生する課題）：5 点．74 歳までの基準値しか設定されていないが，70～74 歳では 11～26 点が基準となる.

JCOPY 498-32898

⑦ ADL 評価（PSMS, IADL. 家族からみた日常生活動作の評価）：支障は
ないと家族は考えている.

脳画像検査 頭部 MRI 施行. 頭蓋内に認知症の主因となる局在病変は観察
されない. 両側海馬を含むびまん性脳萎縮が認められる. 海馬傍回の萎縮
の程度を評価する VSRAD（Voxel-based Specific Regional analysis
system for Alzheimer's Disease）では, 萎縮の程度は 4.65 であった
（関心領域内の萎縮が強い）.

診断と総合所見 アルツハイマー型認知症と診断した. 記憶障害ならびに
軽微な見当識障害, 注意障害, 構成障害などが観察され, 認知症に進展し
ているものと判断される. 家族は, 生活遂行機能に支障はないと判断して
いるが, 同居していない家族の評価であり, おそらく生活上での支障は存
在しているものと推測される.

前医の診断における問題点

① 公安委員会が疑義事例と判断したのは, MMSE が 15 点しか獲得できて
いないにもかかわらず患者を認知症と診断せず, 認知症ではないが認知
機能の低下がみられ, 今後認知症となるおそれがある（以下, 軽度認知
障害と表示）と診断している点である. 軽度認知障害の患者が MMSE
で 15 点しか獲得できないことがあり得るのだろうか. 表10 は, 軽度認
知障害と診断した自験 265 名における年齢層別にみた MMSE の総得点
分布を示したものである. 軽度認知障害と診断した群で 16 点以下を示
した患者はいなかった. 7 名を除いていずれの年齢層でも 20 点以上を
獲得できていることがわかる. MMSE 総得点のみから判断すると, 15
点しか獲得できない患者が軽度認知障害ということは原則としてあり得
ないといえる.

② 著者の外来における病歴聴取では, 家族は日常生活の詳細はわからない
と述べていた. 運転免許に関連する診療では, 患者に生活障害はない,
目立たないと家族が述べる場合がほとんどである. おそらく前医も家族
から生活障害はないとの趣旨を伝えられたことから, MMSE が 15 点で
あっても認知症には進展していないと判断したものと推測される. ここ

表10 年齢層別にみた軽度認知障害 265 名（60 歳以上）における MMSE の得点分布

年齢層 得点	60〜69 歳 (15)	70〜74 歳 (39)	75〜79 歳 (106)	80〜84 歳 (78)	85〜89 歳 (26)	95 歳 (1)	全体 (265)
30	1		1	2			4
29	1	3					4
28	4	2	4	5			15
27		1	12	6	3		22
26	2	9	15	13	1		40
25	2	6	21	12	8		49
24	2	7	19	11	2	1	42
23	2	4	16	19	6		47
22		7	7	5	2		21
21			4	3	4		11
20	1			2			3
19			5				5
18			1				1
17			1				1
16							
15							
平均 得点	25.8±2.7	24.8±2.1	27.8±2.2	24.5±2.1	23.9±1.9	24	24.5±2.2

に運転免許に関連する診療の難しさが浮き彫りにされている．生活障害があることが認知症と診断するための必要条件であることにこだわると，本事例のようにアルツハイマー型認知症患者を認知症には進展していないと判断し見逃してしまうことになる．運転免許に関連する診療では，生活障害がないとの家族からの病歴は認知症を否定する材料にならないことを銘記しておくべきである．

③ 前医は，総合所見で「市内くらいの短距離運転は可能と判断される」と記載しているが，運転免許に関連する診断書の作成において医師に求められていることは，認知症の有無であって運転技能の評価ではない．総合所見などに運転が可能であるとか短距離ならば運転をしてもよいなどの文言で運転技能についての判断を記載すべきではない．

JCOPY 498-32898

解説

　本事例における診断のポイントは，MMSE が低得点であること（認知症を疑う得点である），生活障害がないと家族が述べていることをどのように解釈するかである．運転免許に関連する診療では，患者に生活障害はないと家族が陳述する場合がほとんどである．それを根拠にすると，ほとんどの患者は軽度認知障害と診断されてしまうことになる．軽度認知障害の臨床診断を確実に下すことができない現状では，ある程度は医師の恣意的な判断にならざるを得ないといえるが，少なくとも MMSE が 15 点しか獲得できなかった者に対して安易にその診断を下すことは避けるべきである．本事例で MMSE は 15 点であるが認知症と診断をしなかった医学的根拠が明確に記載されていたならば疑義事例にならなかった可能性があるといえる．しかし，前医の診断書にはその点の記載がないのである．したがって公安委員会は，この事例について認知症の可能性が高いのではないかとの疑義から臨時適性検査を依頼してきている．本事例における問診での患者の回答を検討すると，明らかに記憶障害は病的と判断すべきである．患者への問診を丁寧に行うことが認知症の有無を判断する重要な手立てである．前医では MMSE は 15 点であったが著者の外来で実施した MMSE は 23 点であり，両者に乖離がみられている理由を解釈することは難しいが，短期間に MMSE を繰り返し受けたことによる学習効果や評価者の技術上の問題などが推測される．

　運転免許に関連する診療では，家族による生活障害の有無に関する評価については あまり信頼をおかないほうがよい．家族による評価を全く考慮しないわけではないが，患者への問診・診察と神経心理検査の結果を総合的に判断したうえで認知症の有無を判断せざるを得ないのが実情ではないだろうか．医師の診断能力が問われるのが運転免許に関連する診療である．たとえば，本事案で前医が実施した MMSE が 21 点から 23 点付近に位置し，病名が軽度の認知機能の低下あるいは境界状態（診断書の病名⑥に該当）とされているならば，公安委員会は疑義事例と判断しなかったであろう．病名と MMSE の得点との整合性が問われたことから臨時適性検査になったのである．本事例で前医が認知症に進展していないと考えるならば，MMSE が 15 点であったにもかかわらず軽度認知障害と診断した明確な根拠を診断書に記載すべきであったと考えられる．

CHAPTER 4　臨時適性検査（疑義事例）からみた事例検討

事例 5 77歳，男性，認知機能検査が5点であったが認知症ではないと診断されていた事例

前医における診療と診断

病名 認知症ではないが認知機能の低下がみられ，今後認知症となるおそれがある（軽度の認知機能の低下，境界状態，認知症の疑い）.

総合所見 記銘力の低下はあるがそれ以外の失行や失認といった高次脳機能障害に欠け，日常生活に支障はなく必ずしも認知症との診断には至らない．ただし，地図を見ないと到達できないような初見の場所や都市部の複雑な交差点などの運転は避け，現在のような近場の運転に限定することを勧めた.

神経心理検査 HDS-R：10/30点.

脳画像検査 全体的に脳は萎縮傾向にあるが選択性はない，脳 SPECT 検査でも同様.

病期 （記載なし）

診断医師 総合病院 脳神経内科医.

公安委員会による疑義

「同診断書の内容では，公安委員会において運転の可否判断が困難なため，専門の医師の診断が必要と判断する」ことから疑義事例になった．診断書では，認知症ではないと診断しているが HDS-R が10点と低得点なことから，公安委員会は認知症の可能性が高いのではないかとの疑義をもち臨時適性検査の対象としている.

認知症疾患医療センターでの診療

病歴 免許更新の際に受検した認知機能検査は5点であった．妻からの病歴では，「もの忘れは確かにある．少し前のことを忘れてしまう．運転をしていて真っ直ぐいくべきところで右や左に曲がったりすることが多い.

JCOPY 498-32898

運転で危ないと感じることはない．最近寒がりになったのか何枚も着込んでしまうことがある．やる気の低下がみられる．服薬の忘れがしばしばあり残薬が多い．服薬していないのに服薬したということがあるので服薬に際して必ず声かけを行っている」．

問診 年齢や生年月日，年号は正答可能であったが，月日や曜日は想起できなかった．前日の夕飯については「夕飯ですか，はっきり思い出せない」と答えていた．3 物品名の遅延再生課題では，自発的にひとつも想起できず，ヒント呈示でひとつだけ想起可能であった．100 から 8 を引く課題では，84 の次を 60 と答えていた．1 月 13 日に受検した認知機能検査を「3 月 25 日に受けた」，内容を「ビデオを鑑賞して悲惨な交通事故をみて……」と事実誤認の内容を述べていた．

神経心理検査

① NPI（行動・心理症状を評価する検査）：無関心がときにみられる．

② MMSE（23/24 点が認知症 / 非認知症の境界）：23 点．3 物品名の遅延再生課題は 0 点，3 段階の命令実行課題は 1 点であった．

③ HDS-R（20/21 点が認知症 / 非認知症の境界）：19 点．3 物品名の遅延再生課題は自発的にひとつも想起できず，ヒント呈示でひとつ想起が可能であった．

④ ADAS-J cog.（認知機能障害の重症度を判断する検査．70 点満点．非認知症は 2〜8 点，12〜20 点が軽度認知症，21〜35 点が中等度認知症，36 点以上は高度認知症と判断）：12 点．

⑤ FAB（前頭葉機能を評価する検査，11 点以下は支障ありと判断）：6 点．

⑥ 論理的記憶 WMS-R（記憶障害の有無を判断する検査．物語を検査者が呈示し，その後に被検者がその物語を再生する課題）：2 点．74 歳までの基準値しか設定されていないが，70〜74 歳では 11〜26 点が基準となる．

⑦ ADL 評価（PSMS，IADL．家族からみた日常生活動作の評価）：服薬管理に支障があると家族は考えている．

脳画像検査 頭部 MRI 施行．脳内に数個の無症候性ラクナ梗塞が散見されるが認知症の主因となる局在病変はない．両側海馬を含むびまん性脳萎縮が認められる．海馬傍回の萎縮の程度を評価する VSRAD では，萎縮の

程度は 2.45 であった（関心領域内の萎縮がかなりみられる）.

総合所見と診断 記憶障害ならびに軽度の見当識障害，注意障害，考え不精が観察され，喜怒哀楽に乏しくやや感情が平板なこと，患者本人だけでは服薬管理をできないこと（生活障害の存在）からアルツハイマー型認知症と診断した.

前医の診断における問題点

① 免許更新に際し受検した認知機能検査で 5 点しか獲得できていないのに前医は，認知症ではないが認知機能の低下がみられ，今後認知症となるおそれがある（以下，軽度認知障害と表示）との診断を下しており，認知症の可能性を想定したうえでの診療を行った形跡がない．認知機能検査の結果は，医師の診断が必要とされる 49 点未満（2017 年 3 月改正による第一分類）を大きく下回ることから，本来ならば認知症の可能性を想定しながら診療を進めていくべきであったが，そのような診療を行っていないように推測される．HDS-R は，主として記憶機能を評価するものであり，前医は，失行や失認などに欠けると総合所見で記載しているがそれらを評価する検査を行っていないのではないだろうか.

② 前医の検査で HDS-R が 10 点しか獲得できていないことの解釈が不適切である．HDS-R は 20 点以下が認知症疑いと判定されるが，本事例ではその境界点を大きく下回っている．**表11** は，軽度認知障害と診断された自験 264 名における年齢層別にみた HDS-R の得点分布を示したものである．15 点未満で軽度認知障害と診断された患者はいなかった．HDS-R が 10 点である本事例が軽度認知障害に該当する可能性は極めて低いといえる．前医が認知症ではないと判断した根拠は不確かである.

③ 総合所見で「初見の場所や都市部の複雑な交差点などの運転は避け，現在のような近場の運転に限定することを勧めた」と記載しているが，この内容は高齢運転者一般に注意を喚起するという意味では妥当かもしれないが，本事例で運転を許容する内容とも取れることから運転免許に関連する診断書への記載は避けたほうがよい．診断書を作成する医師は患者の運転技能についての言及をしないのが原則である.

JCOPY 498-32898

表11 年齢層別にみた軽度認知障害 264 名（60 歳以上）における HDS-R の得点分布

年齢槽／得点	60〜69 歳 (14)	70〜74 歳 (39)	75〜79 歳 (106)	80〜84 歳 (78)	85〜89 歳 (26)	90〜95 歳 (1)	全体 (264)
30	2		1				3
29		1	1				2
28	1	3	5		1		10
27	3	4	6	6	2		21
26	2	4	11	9		1	28
25	1	4	15	7	6		33
24	1	7	12	11	4		35
23		7	22	16	2		47
22	2	1	11	5	3		22
21	1	3	10	14			29
20		1	3	6	1		11
19		2	1	3	3		9
18	1	2	4		2		9
17			2	1			3
16			1				1
15			1				1
平均得点	25.2±3.5	23.9±2.8	23.4±2.8	23.1±2.3	23.1±2.9	26	23.5±2.8

解説

　著者の外来で実施した神経心理検査では，MMSE は 23 点，HDS-R は 19 点を示していた．前医での HDS-R の得点（10 点）と乖離はあるが 3 物品名の遅延再生課題がいずれも不良なこと，WMS-R が 2 点であったことから記憶障害の存在は明らかであり病的と判断される．さらに服薬管理に支障がみられると家族は判断をしているので，認知症に進展していると判断すべきである．さらに IADL にて電話の使い方と金銭の管理で妻が不安を感じていることも認知症を想定させる要因である．警察署で受検した認知機能検査が 5 点と著しく不良であったことと著者の外来での神経心理検査の結果の間にも乖離が認められるが，前者は集団での受検であり，流れ作業で検査が進むことから患者がそれらについていけなかったことが大きな要因ではないかと思われる．認知症患者は，新たな状況での適応が苦手であり，患者が検査の流れから脱落してしまったことが低得点につながったものと考えられる．本書でしばしば強調していることであるが，

JCOPY　498-32898

運転免許に関連する診療において作成される診断書では全体としての整合性が問われるのである．運転免許に関連しない通常の診療では，HDS-R が 10 点であったとしても軽度認知障害との診断は許容されるかもしれない．それは，当該医師の判断であり，他の者がその診断を評価することはないからである．しかし，運転免許に関連する診療では，作成された診断書について公安委員会がその内容を検討することになり，全体としての整合性が疑われるときには疑義事例になるのである．医学に関して素人ともいうべき公安委員会だからこそ，HDS-R が 10 点しか獲得できない患者がなぜ認知症と診断されないのかについて疑問を抱くのである．診断書を作成する医師側も公安委員会を納得させる整合性のある記載をすべきであり，仮に病名と神経心理検査の間で乖離がみられる記載をする際には，なぜそのような乖離が生じているのか，たとえ乖離があったとしても病名は正当であるとの根拠を明確に述べた診断書を作成すべきである．

 事例 6 74 歳，男性，アルツハイマー型認知症と診断されたが FAST 1，日常生活自立度が自立と判定されている事例

前医における診療と診断

病名 アルツハイマー型認知症．

総合所見 公安委員会の診断書提出命令に従い当院初診．本人，妻ともに診察場面では，もの忘れは全くなく，以前と生活上変わりはないと主張．HDS-R，MMSE の結果より運転免許の取り消しを恐れてのことだと思われた．

神経心理検査 MMSE: 21 点，HDS-R: 17 点，DASC-21: 28 点．

脳画像検査 頭部 CT では特に異常なし．

病期 FAST: 1，認知症高齢者の日常生活自立度: 自立．

診断医師 精神科専門病院 精神科医．

公安委員会による疑義

「アルツハイマー型認知症と診断されているが，頭部 CT 検査の結果は異

JCOPY 498-32898

常がないと記載され，かつ日常生活自立度も自立と記載されていることから，「運転免許継続の可否判断が困難」と判断されている．脳画像検査で異常を認めないこと，生活障害がないことが問題にされたのである．

認知症疾患医療センターでの診療

病歴 受検した認知機能検査の結果は 47 点で第一分類と判定された．妻からの病歴では，「もの忘れは感じない．日常生活でも以前と全く変わらず支障はない．季節に合った衣服の選択は可能であり入浴などの清潔行為にも問題はない．易怒性もない．金銭に関することは妻がしているので本人が関わることがないので実情はわからない」．

問診 自己のもの忘れの存在に対してあまり深刻感がないようであるが，生来おっとりした性格で気にしていないのかもしれない．年齢と生年月日，診察日の年月日，曜日，現在の居場所（地名，病院名），朝食の内容はいずれも正答可能であった．前日の夕食の内容を尋ねたが，「……さんま……漬け物」とやや断片的な回答であった．3 物品名（ひまわり，たぬき，ふね）を復唱し 1 分後の想起ではひとつのみ想起可能であった．ふたつはヒントを与えても想起できなかった．100 から 8 を引く計算課題では，「92，72，60，62」と回答していた．問診から記憶障害と計算障害（注意障害）の存在が疑われた．

神経心理検査
① NPI（行動・心理症状を評価する検査）：該当する項目はない．
② MMSE（23/24 点が認知症 / 非認知症の境界）：24 点．場所に対する見当識と図形構成に支障がみられている．
③ HDS-R（20/21 点が認知症 / 非認知症の境界）：24 点．数字の逆唱と物品名の記銘に支障がみられた．
④ ADAS-J cog.（認知機能障害の重症度を判断する検査．70 点満点．非認知症は 2〜8 点，12〜20 点が軽度認知症，21〜35 点が中等度認知症，36 点以上は高度認知症と判断）：10 点．
⑤ FAB（前頭葉機能を評価する検査，11 点以下は支障ありと判断）：8 点．
⑥ 時計描画テスト CLOX（1 時 45 分を示す丸時計を描く課題）：自発描画

課題では，短針の位置に誤りがみられる．模写描画課題では短針の長さに誤りがみられる．

⑦ 論理的記憶 WMS-R（記憶障害の有無を判断する検査．物語を検査者が呈示し，その後に被検者がその物語を再生する課題）：6 点．74 歳までの基準値しか設定されていないが，70〜74 歳では 11〜26 点が基準となる．

⑧ ADL 評価（PSMS，IADL．家族からみた日常生活動作の評価）：生活障害はないと妻は判断している．

脳画像検査 頭部 MRI 施行．脳内に無症候性ラクナ梗塞などの局在病変はみられない．両側海馬を含むびまん性脳萎縮が認められる．海馬傍回の萎縮の程度を評価する VSRAD では，萎縮の程度は 1.82 であった（関心領域内萎縮がややみられる）．

総合所見と診断 認知症ではないが認知機能の低下がみられ，今後認知症となるおそれがあると診断した．記憶障害の存在は明らかであり，さらに場所に対する見当識にやや曖昧さが観察される．しかしながら，神経心理検査の結果が FAB 以外は非認知症の範疇に位置していること，生活障害の存在を積極的に疑う所見がないことから現時点では認知症に進展している可能性は低いと判断した．今後の経過観察が必須である．本事例は，半年後に再評価をしているが，MMSE：26 点，HDS-R：27 点，ADAS-J cog.：10 点，FAB：8 点であった．認知機能の悪化はなく，軽度認知障害の診断が妥当であることが担保されている．

前医の診断における問題点

① 公安委員会の疑義は，アルツハイマー型認知症と診断されているにもかかわらず，頭部 CT 検査で異常がないとされている点と，FAST や日常生活自立度で自立と判定されていることが病名と矛盾しているのではないかとの指摘である．

② 脳画像検査の記載としては，アルツハイマー型認知症と診断したならば，びまん性脳萎縮が認められる，両側頭頂葉を中心とした脳萎縮が観察される，認知症の原因となる局在病変はみられない，などの表現を用いる

JCOPY 498-32898

表12 認知症高齢者の日常生活自立度

ランクⅠ	なんらかの認知症を有するが，日常生活は家庭内および社会的にほぼ自立している．
ランクⅡ	日常生活に支障をきたすような症状・行動や意志疎通の困難さが多少みられても，誰かが注意していれば自立できる． 　Ⅱa. 家庭外で上記Ⅱの状態がみられる． 　Ⅱb. 家庭内でも上記Ⅱの状態がみられる．
ランクⅢ	日常生活に支障をきたすような症状・行動や意志疎通の困難さがみられ，介護を必要とする． 　Ⅲa. 日中を中心として上記Ⅲの状態がみられる． 　Ⅲb. 夜間を中心として上記Ⅲの状態がみられる．
ランクⅣ	日常生活に支障をきたすような症状・行動や意志疎通の困難さが頻繁にみられ，常に介護を必要とする．
ランクM	著しい精神症状や周辺症状あるいは重篤な身体疾患がみられ，専門医療を必要とする．

べきである．前医は，頭部CT検査で血管病変などが存在しないことやアルツハイマー型認知症以外の認知症を考えさせる所見がなかったことから「異常なし」との表現を使用したと思われるが，公安委員会としては「異常なし」だけでは疑義と判断するようである（医学的には局在病変を認めないとの意味で異常なしでも問題はないと思われるが，医学についての素養がない公安委員会の受け止めかたは異なるようである）．

③ アルツハイマー型認知症と診断するためには，なんらかの生活障害の存在が不可欠である．本事例をアルツハイマー型認知症と診断したならば，FASTでは少なくともFAST 4，日常生活自立度でランクⅡ以降にチェックをしなければならない 表12．運転免許に関連する診療においては，病名とFASTあるいは日常生活自立度との間で整合性のある記載をしないと疑義事例になることを覚えておきたい．

解説

著者は，本事例をアルツハイマー型認知症ではなく，認知症ではないが認知機能の低下がみられ，今後認知症となるおそれがある（以下，軽度認知障害と表示）と診断した．その根拠は，記憶課題はやや不良であるが神経心理検査の結果

が比較的良好だったこと，家族からの病歴では生活障害の存在を決定できなかったこと（病歴の信頼性は別にして）からである．軽微から軽度の段階のアルツハイマー型認知症では，神経心理検査が正常範囲に位置することが少なくないこと，まとまった仕事などをしていない高齢者では生活障害の存在を確認できないことから，本事例でもアルツハイマー型認知症の可能性を完全には排除できないのであるが，運転免許に関連する診療では，認知症あるいは境界領域，認知症ではないのいずれかにチェックを入れなければならないきまりがある．本事例が臨時適性検査の対象にされたのは，病名の是非ではなく生活障害の評価との整合性の問題である．前医の診断が妥当であった可能性も十分想定される（軽微あるいは軽度の段階なので生活障害が目立たなかった）が，そのときには整合性の視点からFAST 4あるいは日常生活自立度ランクⅡ以降にチェックを入れることが求められる．生活障害がないあるいは目立たないアルツハイマー型認知症も存在することを考えると，運転免許に関連する診療では医学的に矛盾点が多々あることがわかる．しかし，公安委員会は，診断書の整合性を重視し，それに矛盾する事例は疑義事例と判断することを理解したうえで診断書の作成をすべきである．

事例7 68歳，男性，アルツハイマー型認知症を前頭側頭型認知症と誤診されていた事例

前医における診療と診断

病名 前頭側頭型認知症．
総合所見 前頭葉機能の低下が目立つ．
神経心理検査 MMSE：20点，HDS-R：17点，FAB：6点．
脳画像検査 頭部CT検査で前頭葉，側頭葉に萎縮を認める．
病期 FAST：3，認知症高齢者の日常生活自立度：自立．
診断医師 総合病院 脳神経内科医．

公安委員会による疑義

「同診断書の内容では，公安委員会において運転の可否判断が困難なため，

JCOPY 498-32898

専門の医師の診断が必要と判断」とされた．前頭側頭型認知症と診断されているが日常生活動作が自立になっている点で整合性に欠けると判断されたのである．

認知症疾患医療センターでの診療

病歴　隣の市に出かけるといって昼頃に車を運転して自宅を出たが，翌日深夜に高速道路の上り車線を逆走しているところを通報され警察に保護された．妻は，「あんな人ですから．昔から同じことの繰り返しが頻繁で過去の出来事を走馬灯のように話し続ける．最近ひどくなってきている．20歳頃から家業の造園業をしているが今まで仕事上でのトラブルはないと思う．日中寝ていることが多い．日付などをよく聞いてくる．以前から自分勝手であったが最近怒りっぽい．おき忘れやしまい忘れはそんなに気にならない」．

問診　本人に体調を尋ねたところ，「まあまあ」との返事であった．年齢を問うと「70か，71になる」と誤答．生年月日と診察日の月，曜日，病院名は正答していたが日は誤っていた．前日の夕食の内容を尋ねたが，「……味噌汁とご飯……ほかはなし」，当日の昼食は「味噌汁とご飯」と要領を得ない返答であった．逆走時の状況を尋ねると，「A市にいこうとして23号線に乗り，そこからBのインターに入った」「インターに入る前におかしいと気づいてそこでUターンしたら警察が待っていた．自分は高速には入っていない」とちぐはぐな陳述をしていた．問診から記憶障害や見当識障害の存在は明らかであった．作話も観察される．神経学的に明らかな異常はない．

神経心理検査
① NPI（行動・心理症状を評価する検査）：易刺激性がときに観察される．
② MMSE（23/24点が認知症/非認知症の境界）：17点．時間に対する見当識では季節以外を答えることができなかった．3物品名の遅延再生課題では自発的にふたつは想起可能．計算課題では93以降で混乱していた（「100から7引くと93」との言葉を繰り返し述べていた）．
③ HDS-R（20/21点が認知症/非認知症の境界）：18点．MMSEと同様

の失点が観察される.

④ ADAS-J cog.（認知機能障害の重症度を判断する検査. 70 点満点. 非認知症は 2～8 点, 12～20 点が軽度認知症, 21～35 点が中等度認知症, 36 点以上は高度認知症と判断）: 15 点.

⑤ FAB（前頭葉機能を評価する検査. 11 点以下は支障ありと判断）: 8 点.

⑥ 論理的記憶 WMS-R（記憶障害の有無を判断する検査. 物語を検査者が呈示し, その後に被検者がその物語を再生する課題）: 2 点. 65～69 歳の基準値と比較して記憶障害は病的と判断される.

⑦ ADL 評価（PSMS, IADL. 家族からみた日常生活動作の評価）: 排泄や買い物, 服薬管理に支障がみられている.

脳画像検査 頭部 MRI 施行. 左基底核に無症候性ラクナ梗塞がひとつ観察されるが認知症の主因にはならない. 両側海馬を含むびまん性脳萎縮が目立つ. 海馬傍回の萎縮の程度を評価する VSRAD では, 萎縮の程度は 1.07 であった（関心領域内萎縮がややみられる）.

総合所見と診断 アルツハイマー型認知症と診断した. 記憶障害と見当識障害の存在は明らかでありかつ病的と判断される. さらに構成能力にも支障が観察される. 服薬管理や買い物などで明らかな生活障害が確認される. 前医が診断した前頭側頭型認知症の特徴である反社会的行動や保続, 常同行為, 強迫的行動, 口唇傾向, 食行動変化, 情動障害などは本事例では全く観察されず, 前頭側頭型認知症の可能性は全くない.

前医の診断における問題点

① 公安委員会は, 前頭側頭型認知症という病名に疑義をもち, 臨時適性検査を依頼してきたわけではない（医療に関して非専門である公安委員会が医師の医学的病名を問題にできるわけではない）. 前頭側頭型認知症と診断をしているのに, 認知症の病期として FAST 3（軽度の認知機能の低下, 境界状態）あるいは認知症高齢者の日常生活自立度が自立と判定されていることに整合性が欠けるとしているのである. 認知症の病型は別にして, 認知症と診断したならば, FAST では FAST 4 以降, 日常生活自立度ではランクⅡ以降にチェックを入れるべきなのである. 疑義事

例にならないためには，病名とその他の記載内容との間で整合性がなけれ
ればならないのが原則といえる（実臨床では，臨床像で矛盾する病態ある
いは整合性の合わない病態がみられることはしばしばあるが，運転免
許に関連する診断書を作成する際にはそれは許されないのである）．

② 前医は，脳神経内科を専門とする医師であるが認知症診療に関して誤っ
た考え方をもっているようである．おそらく本事例で前頭側頭型認知症
と診断をした根拠は，頭部 CT 検査で前頭葉と側頭葉の萎縮が観察され
たことによっており，臨床像を全く考慮していない点が問題である．認
知症の有無あるいは認知症の病型を頭部 CT 検査や MRI によって判断す
る医師が少なからずみられる．診療態度として誤っていると考えるべき
である．認知症診療は，患者の状況をよく知る家族や周囲の人からの詳
細な病歴聴取と患者に対する丁寧な問診・診察が原則である．多くの患
者ではこのふたつのステップを経ることで認知症の有無を判断すること
は可能である．頭部 CT 検査や MRI は，治療可能な病態や器質的疾患の
存在を除外するために施行するのであって，これらによって認知症の有
無や病型を判断してはならない．診断書を作成した医師が前頭側頭型認
知症の臨床像を含めた医学的知識を正確に有し，かつ病歴聴取と問診・
診察を適切に行っていたならば，この患者を前頭側頭型認知症と診断す
ることは決してあり得ない．前医の診断の誤りは，認知症診療における
脳画像検査の偏重である．

 解説

　公安委員会は，病名の前頭側頭型認知症について疑義事例としたわけではな
い．病名と病期判断における不整合性を問題として臨時適性検査の対象にしてい
るのである．本事例では，FAST 分類で FAST 4 以降にチェックが入っていた
ならば，疑義事例にならず診断書として適切に処理され運転免許の取消し処分が
なされたはずである．病名にかかわらず認知症と診断を下した場合には，FAST
分類で FAST 4 以降，日常生活自立度でランク II 以降にチェックを入れないと
診断書の整合性を疑われ，臨時適性検査の対象になると考えるべきであ
る 表12．ただし，この病期判断の項目は，警察庁から出されている診断書の雛

形にはなく愛知県独自の項目であることから，その他の都道府県では問題にならないかもしれない．しかし，前記の雛形では，自由記載の所見の項目が設けられており，この欄に日常生活に支障がない，自立しているなどの趣旨で記載をすると病名との間での整合性を問われる可能性がある．

事例 8 77歳，男性，1カ月の間で病名の異なる2通の診断書が提出された事例

前医1における診療と診断

病名 アルツハイマー型認知症．

総合所見 上記診断で抗認知症薬を開始とした．

神経心理検査 MMSE：16点，HDS-R：11点．

脳画像検査 VSRAD：VOI内萎縮度 2.09．

病期 （記入なし）

診断医師 一般病院 脳神経外科医．

前医2における診療と診断

病名 認知症ではないが認知機能の低下がみられ，今後認知症となるおそれがある（軽度の認知機能の低下，境界状態，認知症の疑い）．

総合所見 記憶障害はみられるが，その他の特記すべき所見は認めない．今後，認知症となりうる可能性は否定できないが，現時点では認知機能は年齢相応と考えられる．

神経心理検査 MMSE：25点，HDS-R：21点，FAB：14点．

脳画像検査 側頭葉の萎縮を認める．

病期 FAST：2，認知症高齢者の日常生活自立度：自立．

診断医師 総合病院 脳神経内科医．

JCOPY 498-32898

公安委員会による疑義

　「2通の診断書を提出したが，それぞれ診断結果が異なるため公安委員会において運転の可否判断が困難なため，専門の医師の診断が必要と判断」されている．2通の診断書が提出された経緯は不明であるが病名が異なることから臨時適性検査を担う認定医に最終的な診断を求めてきた事例である．

認知症疾患医療センターでの診療

病歴　妻からの病歴聴取では，「もの忘れを含めてとくに異変には気づかない．やる気はあるし，おかしな行動もないと思う」．

問診　もの忘れの有無を尋ねたところ，「多少ありますね」といいながら具体的な状態を陳述することができなかった．自己のもの忘れの存在に対して認識に乏しい（病識の欠如を推測させる）．年齢と生年月日は正答可能であった．診察日の年月日では，「78年の7月30日」（診察日は7月31日）と答えていた．病院名では，「すぐに忘れる」と述べて答えることができなかった．前日の夕食の内容を尋ねたが，「夕べは……煮物だったか，ちょっとした，豚肉，炒めたやつ，細いうどん，ソーメン少し……」と要領を得ない回答であった．3物品名（ひまわり，たぬき，ふね）を復唱し1分後にその物品名を想起する課題ではひとつしか想起できなかった．ヒントを与えても想起は不可であった．100から8を引く計算課題では，92から以降を計算することができなかった．認知機能検査の受検日を想起できず「3月か」と答えていた（2月に受検）．その内容を問うと「あの，あの，車の運転をしたり……」と高齢者講習と混同していた．診断書作成の病院を尋ねると「○○の……市がやっているとこ，そこだけ」と述べており複数の病院を受診したことを覚えていなかった．診察室では，かなり緊張した様子であったが，質問に窮すると当たり障りのない話をしながら正しい答えを探る様子が観察された．問診から記憶障害と日時や場所に対する見当識障害，計算障害の存在は明らかである．神経学的に明らかな異常はない．

① NPI（行動・心理症状を評価する検査）：該当する項目はない.

② MMSE（23/24 点が認知症 / 非認知症の境界）：18 点. 日時や場所に対する見当識課題は 2 点と 3 点，3 物品名の遅延再生課題や 3 段階の命令実行課題はいずれも 1 点であった.

③ HDS-R（20/21 点が認知症／非認知症の境界）：12 点. MMSE と同様に見当識障害と記憶障害がみられる.

④ ADAS-J cog.（認知機能障害の重症度を判断する検査. 70 点満点. 非認知症は 2〜8 点，12〜20 点が軽度認知症，21〜35 点が中等度認知症，36 点以上は高度認知症と判断）：21 点.

⑤ FAB（前頭葉機能を評価する検査. 11 点以下は支障ありと判断）：8 点.

⑥ 時計描画テスト CLOX（1 時 45 分を示す丸時計を描く課題）：自発描画課題では，文字盤の欠落，針や矢印の欠損などがみられ時計の体をなしていない. 模写描画課題では，文字盤の配置の乱れや長短針の長さの誤りが観察される 図 32.

⑦ 論理的記憶 WMS-R（記憶障害の有無を判断する検査. 物語を検査者が呈示し，その後に被検者がその物語を再生する課題）：4 点. 74 歳までの基準値しか設定されていないが，70〜74 歳では 11〜26 点が基準となる.

⑧ ADL 評価（PSMS，IADL. 家族からみた日常生活動作の評価）：生活障害はないと妻は判断している.

脳画像検査 頭部 MRI 施行. 脳内に無症候性ラクナ梗塞を含む認知症の主因となる病変を認めない. 両側海馬を含むびまん性脳萎縮が目立つ. 海馬傍回の萎縮の程度を評価する VSRAD では，萎縮の程度は 2.39 であった（関心領域内萎縮がかなりみられる）.

総合所見と診断 記憶障害に見当識障害，注意障害，行為障害などが明らかに存在し病識の欠如も認められる. 日常生活で支障は目立たないと家族は述べているが，特定の仕事をしておらず日々習熟かつ単純な生活能力しか使用していないことから，実行機能障害が目立たないのであろうが，おそらく実際には生活遂行に支障がみられているものと推測される. アルツハイマー型認知症に進展していると診断した.

JCOPY 498-32898

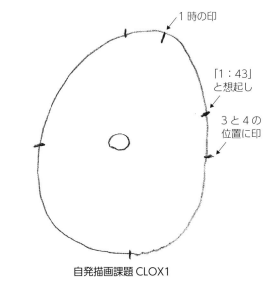

1 時の印

「1：43」
と想起し

3と4の
位置に印

自発描画課題 CLOX1

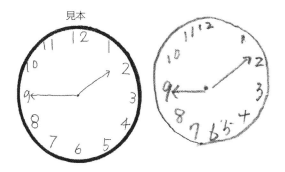

見本

模写描画課題 CLOX2

図 32 時計描画テスト CLOX

前医の診断における問題点

① 前医 1 は，アルツハイマー型認知症，前医 2 は，認知症ではないが認知
機能の低下がみられ，今後認知症となるおそれがあるとの病名で診断書
を作成している．両者ともに病名と総合所見，神経心理検査の結果との
間で整合性は取れており，診断書の妥当性はいずれも保たれている．公
安委員会が問題としたのは両者の病名の相違である．なぜ 2 通が提出さ

れたのかの経緯は不明であるが，どちらか一方の診断書のみを提出して
いればなんら問題は生じなかったはずである．

② アルツハイマー型認知症と診断されると運転免許証は不交付になり，認
知症ではないが認知機能の低下がみられ，今後認知症となるおそれがあ
るとの診断ならば，半年ごとの診断書提出を義務づけられるが免許証は
交付され運転を継続することが可能になる．患者本人にとって運転継続
ができるか否かは重大な問題であろう．

 解説

　臨床の現場で認知症を確実に診断できる検査法が存在しないことから，ひとり
の患者に対して異なる医師が異なる診断を下すことは少なからず経験することで
ある．運転免許に関連する診療では，認知症の有無を判断する際に重要な役割を
果たす家族からの病歴聴取が診断に役立たないことが多い．なぜかというと，ふ
たつの原因が考えられる．

　ひとつは，運転免許に関連する診断書提出命令が届くまで家族は患者を認知症
ではないかとの視点でみていないからである．患者が認知症ではないか，もの忘
れ症状は加齢に伴う現象以上に進んでいるのではないかとの危惧を家族が以前か
ら抱いていたならば，運転免許に関係なくもの忘れ外来などを受診するあるいは
病歴で患者のもの忘れ症状を陳述することになると考えられる．しかし，家族
は，認知症との考えをもっていないので，「もの忘れがひどいとは感じない」「普
段の生活には困らない，支障はない」と答えることが多く生活障害を含めて病歴
聴取が診断に役立たないのである．

　ふたつめは，運転免許に関連する診療では患者が示す認知機能障害が軽度の場
合が少なくないからである．認知症は，軽微あるいは軽度の段階では習熟した日
常生活動作に破綻をきたすことが少ない．運転免許に関連する診療で受診してく
る患者は，認知機能の低下が軽度なことが少なくなく，そのために家族が患者の
生活障害を含めて異変に気づかないのである．運転免許に関連する診療では，患
者に対する問診・診察と神経心理検査の結果によって認知症の有無を判断せざる
を得ないことが多い．本事例でも問診を丁寧に取れば，記憶障害や見当識障害，
計算障害（注意障害）の存在は明らかになったと思われる．

JCOPY 498-32898

著者の外来で実施した MMSE と HDS-R の結果は，前医 1 のそれらとほぼ一致していた．著者の外来における問診の結果と前医 1 の神経心理検査の結果との間にも比較的整合性が見て取れるといえる．前医 2 の診断書における神経心理検査の結果がいずれも非認知症の範疇に位置する理由は不明であるが，検査を受けたときの患者の状態が良好だったために回答がスムーズに出てきたのか，あるいは 1 カ月前に前医 1 によって検査を受けていたことから学習効果があったのか，神経心理検査を実施した検査者の習熟度に問題があったのか，が要因として想定される．前医 2 の診断書に関して著者の考えを述べると，総合所見で「現時点では認知機能は年齢相応と考えられる」と記載しているが，この文言では，軽度認知障害にも該当せず認知症ではないとの診断になるのではないだろうか．前医 2 は，著者と同様に脳神経内科医であるが認知症診療に関してあまり理解をしていないようである．

 事例 9 86 歳，男性，的外れの内容が診断書に記載されている事例

前医における診療と診断

病名 その他の認知症（高度難聴）．

総合所見 高度難聴があり，もの忘れなどの症状の聴取ができない状態．まずは難聴の評価をお願いします．

神経心理検査 難聴のため全く検査が施行できない．

脳画像検査 MRI で海馬の萎縮．

病期 （記載なし）

診断医師 総合病院 脳神経内科医．

公安委員会による疑義

「同診断書の内容では，公安委員会において運転の可否判断が困難なため，専門の医師の診断が必要と判断」されている．病名が高度難聴とされ，認知症の有無に関する記載がないことから疑義事例になっている．

認知症疾患医療センターでの診療

病歴 免許更新に伴う認知機能検査を受検し 43 点であった．付き添いの息子の話では，「独居であるが日常生活に支障はない．食事を作ったり銭湯にひとりで行ったりしている」．

問診 やや大きな声で質問をするとなんとか会話は通じるようであった．問診では，年齢や生年月日，診察日の月日は正答可能であった．曜日は誤答．病院名は「ちょっとわからない，初めてきたから」と答えていた．100 から 8 を引く課題では 84 以降で答えることができなかった．

神経心理検査

① NPI（行動・心理症状を評価する検査）：該当する項目はない．

② MMSE（23/24 点が認知症 / 非認知症の境界）：21 点．場所に対する見当識課題と記憶課題，計算課題で失点が目立っていた．

③ HDS-R（20/21 点が認知症 / 非認知症の境界）：20 点．MMSE と同様に記憶課題で失点がみられる．

④ ADAS-J cog.（認知機能障害の重症度を判断する検査．70 点満点．非認知症は 2〜8 点，12〜20 点が軽度認知症，21〜35 点が中等度認知症，36 点以上は高度認知症と判断）：19 点.

⑤ 時計描画テスト CLOX（1 時 45 分を示す丸時計を描く課題）：自発描画課題では短針の位置の誤りがみられる，模写描画課題では短針の長さに誤りがみられる．

⑥ ADL 評価（PSMS，IADL．家族からみた日常生活動作の評価）：生活障害はないと家族は判断している．

脳画像検査 頭部 MRI 施行．無症候性ラクナ梗塞が数個散見されるが認知症の主因となる局在病変はない．両側海馬を含むびまん性脳萎縮が認められる．海馬傍回の萎縮の程度を評価する VSRAD では，萎縮の程度は 2.23 であった（関心領域内の萎縮がかなりみられる）．

総合所見と診断 記憶障害ならびに場所に対する軽度の見当識障害が観察されるが，その他の認知機能について有意な低下を示すものはなかった．生活障害はないと家族は判断している．臨床的な判断に苦慮する事例である．神経心理検査の結果はやや不良であり，これらを重視するとアルツハ

JCOPY 498-32898

イマー型認知症の可能性が高いかもしれないが，現時点では認知症に進展
していると確実に診断をすることに躊躇する．認知症あるいは認知症では
ないのいずれにもチェックを入れることができないので，医学的診断とし
ては，現時点では認知症ではないが認知機能の低下がみられ，今後認知症
となるおそれがあると判断するしかない．

前医の診断における問題点

① 前医の診断書の最大の問題点は，病名の「その他の認知症」の欄に高度
難聴と記載していることである．高度難聴は認知症の原因疾患ではない．
前医には認知症診療における基本的な知識が乏しいといわざるを得ない．
さらに「高度難聴があり，もの忘れなどの症状の聴取ができない状態」
と記載している点も不適切である．難聴のある患者でも所要時間はかか
るが筆談や書面呈示による神経心理検査を実施することは可能である．
聴力低下のない患者のように複雑な内容の神経心理検査まで実施するこ
とはできなくても MMSE あるいは HDS-R，さらに場合によっては
ADAS-J cog. くらいの検査は高度難聴であっても実施は可能である．た
とえ難聴があっても前医の外来で MMSE あるいは HDS-R は施行できた
はずである．おそらく前医は，高度難聴があると聞いただけで神経心理
検査はできないと頭から決めてかかったのであろう．ちなみに著者の臨
床経験では，認知症に進展していない高齢者ではたとえ高度難聴があっ
ても筆談や書面呈示による神経心理検査で良好な成績を示すことができ
ることが多い．
② 問診を十分実施しておらず神経心理検査も未実施なことから，その他の
認知症にチェックを入れた診断書を作成することは整合性の点から疑義
を生じさせることは当然である．

解説

　認知症診療に限らず難聴のある患者が受診をしてくると，病歴聴取や問診の際
に会話が成り立ちにくいことから正確な情報を得にくいと考えがちである．とく

に高度難聴に至っている場合には筆談による会話にならざるを得ないので限られた診療時間内で十分な情報を得ることがさらに難しい。医師側からみると，診療ストレスがかかる事例といえる。運転免許に関連する診療では，このような状況下でも認知症の有無についての判断を求められ，さらに診断書を作成しなければならないことから医師の負担は大きい。高度難聴では，筆談による問診や神経心理検査では質問を書面で呈示したうえで回答を得る方式によって患者の認知機能の状態を把握するしか方法はない。著者の外来では，高度難聴者用に神経心理検査の手順や質問内容を書面にしたうえで患者に実施するように工夫している。この場合には，複雑な検査（たとえば FAB）を実施するには時間を要することから，MMSE や HDS-R などのように基本的な検査しか実行できないことが多い。これらの検査の結果が著しく不良な場合には認知症と診断することはそれほど難しくはない。しかし，本事例のように MMSE や HDS-R が境界領域に位置する場合には，書面による検査呈示であっても難聴の存在がこれらの成績をやや低下させているのではないか，との危惧を拭い去ることができず診断に迷うことが少なくない。診断に悩む場合には，安易に認知症であるあるいは認知症ではないとの診断を下さず，認知症ではないが認知機能の低下がみられ，今後認知症となるおそれがある，の欄にチェックを入れておくのがよい。半年後まで認知症の有無について診断を下すことを延期するのである。その間に患者が免許証を自主返納する場合もあるだろうし，もの忘れ症状が進行・悪化することでより正確な診断を下せる場合もある。本事例から学ぶことは，著者の診断の正否ではなく，病名とその他の項目間で整合性の取れた診断書をいかに作成していくかが求められている，ということである。

JCOPY 498-32898

かかりつけ医・非専門医が作成した
診断書の検討

　認知症診療を専門としないかかりつけ医・非専門医が通院中の患者から運転免許に関連する診断書の作成を依頼されることがしばしばあると思われる．自身の診療スキルによって診断書を作成することになんら問題は生じない．著者の外来にはかかりつけ医・非専門医が作成した診断書について疑義があるとのことで公安委員会によって臨時適性検査の対象になった事例が少なからず受診してくる．本章では，かかりつけ医・非専門医が作成した診断書が臨時適性検査に至った理由を検討しながら，運転免許に関連する診断書をどのように作成していったらよいかを考えていく．

 事例 10 85歳，男性，中等度アルツハイマー型認知症が認知症ではないとされていた事例

前医における診療と診断

病名 認知症ではない．

総合所見 早朝を中心に胸痛があるがさほど重症ではない．免許更新の際の認知機能検査を受けたときには風邪をひいていて体調が悪かったと聞きます．また，難聴がかなりひどいので誤解されたのでしょう．

神経心理検査 未実施．精査不要．

脳画像検査 精査不要．

病期 （記載なし）

診断医師 クリニック開業医，循環器内科医．

公安委員会による疑義

「診断書が提出されたが，検査結果が記載されていないこの内容では，公

安委員会において運転免許継続の可否判断ができない」とされている．認知症ではないと診断しているが神経心理検査や脳画像検査が未実施なことから診断の根拠が不適切であると公安委員会が判断をしている．

認知症疾患医療センターでの診療

病歴 受検した認知機能検査は 17 点であった．同居している娘からの病歴では，「もの忘れはあるが以前から同じことを何回もいうことがあったので以前と変わりはないと思う．日常生活で大きな支障はない．グラウンドゴルフにも行っている．易怒性もない．季節に合った衣服の選択も可能である」．狭心症の既往あり，現在，高血圧と狭心症の薬を飲んでいる．

問診 なぜ本日受診してきたのかを尋ねても質問の意味を全く理解できていなかった．認知機能検査を受検した月日やその内容を全く想起できず作話がしばしばみられた．年齢は 2 歳ほど誤答していたが生年月日は正答可能であった．診察日の月日，曜日は無答であった．病院名では，「思い出せない」との回答であった．前日の夕食の内容を尋ねたが，「うどんだけ」と答えていた．持病に関しても狭心症をもっていることを理解できていなかった．問診から記憶障害ならびに時や場所に対する見当識障害，注意障害の存在は明らかであった．神経学的に明らかな異常はない．

神経心理検査

① NPI（行動・心理症状を評価する検査）：該当する項目はない．

② MMSE（23/24 点が認知症 / 非認知症の境界）：16 点．時や場所に対する見当識課題が不良，3 物品名の遅延再生課題や 3 段階の命令実行課題はいずれも 0 点であった．

③ HDS-R（20/21 点が認知症 / 非認知症の境界）：13 点．MMSE と同様に見当識障害と記憶障害がみられる．

④ ADAS-J cog.（認知機能障害の重症度を判断する検査．70 点満点．非認知症は 2 点〜8 点，12 点〜20 点が軽度認知症，21 点〜35 点が中等度認知症，36 点以上は高度認知症と判断）：22 点．

⑤ FAB（前頭葉機能を評価する検査．11 点以下は支障ありと判断）：8 点．

⑥ 論理的記憶 WMS-R（記憶障害の有無を判断する検査．物語を検査者が

JCOPY 498-32898

呈示し，その後に被検者がその物語を再生する課題）：4点．74歳まで
の基準値しか設定されていないが，70歳から74歳では11点から26
点が基準となる．

⑦ ADL評価（PSMS，IADL．家族からみた日常生活動作の評価）：生活障
害はないと家族は判断している．

脳画像検査 頭部MRI施行．脳内に無症候性ラクナ梗塞が散在しているが
認知症の主因とは考えにくい．両側海馬を含むびまん性脳萎縮が目立つ．
海馬傍回の萎縮の程度を評価するVSRADでは，萎縮の程度は1.98で
あった（関心領域内萎縮がややみられる）．

総合所見と診断 神経心理検査の結果は，いずれも認知症の範疇であり，
記憶障害や見当識障害，注意障害（計算障害）など多くの領域で支障がみ
られ，認知機能障害は中等度に進展している．生活障害はないと家族は考
えているが，高齢男性であり家事全般に関わることもなく日々の習熟した
生活では破綻をきたしていないあるいは家族が支障に気づいていないと思
われる．総合的に判断して中等度アルツハイマー型認知症と診断すべき事
例である．

前医の診断における問題点

① 前医の診断書の問題点のひとつに認知症に関する病歴聴取や問診の内容
が全く記載されていないことが挙げられる．身体疾患に関する記載より
も認知症あるいは運転に関連する病歴の聴取を行い記載すべきである．
体調の悪さや難聴が認知機能検査での成績不良の主因であると安易に決
めつけていることも問題といえる．患者によっては，認知機能検査の結
果が不良であったことに対して，「当日の体調が悪かった」「耳が遠いの
で検査者のいう指示が聞こえなかった」「頭が真っ白になってしまった」
などと述べることもある．確かに体調の悪さや聴力低下，過度の緊張な
どによって成績が不良になった可能性は否定できないが，場合によって
は成績不良の言い訳，取り繕いになっている可能性もある．患者の言い
分を安易に認めるのではなく，認知機能の低下によって成績が不良で
あった可能性を考慮した診察を進めていきたい．

② 神経心理検査ならびに脳画像検査を実施していないのは，おそらく認知症ではないと診断したことから不要と考えたものと思われる（あるいは実施することが頭に浮かばなかったのかもしれない）．しかし，運転免許に関連する診断書を作成する場合には，認知症ではないと考えてもこれらの検査を必ず実施しなければならない．これらが実施されていないときには，病名にかかわらず原則として公安委員会は疑義事例として扱うことになる．

③ 前医は循環器を専門とする医師であり，認知症診療について慣れていないと推測される．おそらく以前から通院中の患者から依頼されたので診断書を作成したものと思われるが専門外の領域に安易に踏み込みすぎたのではないだろうか．前医の診断書をみると，認知症診療の原則を十分理解していないように感じられる．

 ## 解説

　前医が作成した診断書をみると，病名とその他の項目の整合性に欠けるので疑義事例になるのは当然といえる．認知症ではないと診断を下した根拠が全く示されていない．おそらく病歴で認知機能検査を受検した当日に体調が悪かったと患者が述べた点と難聴があって検査内容を理解できなかったことを重視して，あるいはそれを信じ込んで認知症ではないとの診断を下したものと推測される．仮にそれらを根拠に認知症ではないと診断をした場合でも少なくとも HDS-R を実施して非認知症とされる範囲の得点を獲得できていたことを示しておくべきであったといえる．たとえば，HDS-R が 24 点であったとの記載があれば（脳画像検査も実施されていることが前提になるが），疑義事例にならず患者は運転免許の更新が可能であった．運転免許に関連する診療で求められる診断書の要件は，神経心理検査と脳画像検査の実施とその結果の記載である．これらの双方あるいは一方を欠く場合には，病名にかかわらず疑義事例として臨時適性検査の対象になることを銘記しておくべきである．認知症診療に慣れていない医師は，たとえ通院患者であっても安易に運転免許に関連する診断書を作成しないほうがよい．なぜならば，かかりつけ医の医院・クリニックでは，自施設で CT スキャンや MRI などの脳画像検査を実施できない場合がほとんどであり，さらに神経心理

JCOPY 498-32898

検査の施行や結果の解釈にも精通していないことが多いからである．もちろん自身で診断書を作成することに問題はないが可能な限り認知症専門医療機関に紹介をして診断書作成を依頼するほうが後日トラブルに書き込まれることがないと思われる．

 事例 11 80歳，女性，認知症ではないと診断されていた軽度認知障害の事例

前医における診療と診断

病名 認知症ではない．

総合所見 診察所見から，年齢相応の身体能力及び認知力と判断する．ややあわてやすい面があり，テストの緊張も重なって点数が低めに出たものと推測されます．

神経心理検査 （記載なし）

脳画像検査 （記載なし）

病期 （記載なし）

診断医師 クリニック開業医，専門領域不明．

公安委員会による疑義

「診断書を提出したが，この内容では公安委員会において運転免許継続の可否判断ができない」とされた．認知症ではないと診断しているが神経心理検査や脳画像検査が未実施なことから診断の根拠が不適切であると公安委員会が判断をしている．

認知症疾患医療センターでの診療

病歴 免許更新の際に受検した認知機能検査は45点で第一分類と判定された．夫からの病歴では，「もの忘れ症状はない．日常の生活に困ることもない」とのことであった．患者本人は貧血の薬をもらっているだけで他に

は問題はないと述べていた.

問診 問診では，自己のもの忘れの存在に対して深刻感がない（病識の欠如を推測させる）．年齢と生年月日，診察日の年月日，曜日は正答可能であった（ただし，当日待合室で見当識に関してリハーサル行為をしていた）．現在の居場所については，しばらく考え込んでいた後に正答可能であった．前日の夕食の内容を尋ねたが，「大根と人参の煮物，マーボ豆腐，サーモン焼き」，当日の朝食は「みそ汁と海苔の佃煮」と正答可能であった．3物品名（ひまわり，たぬき，ふね）を復唱し1分後の想起ではひとつのみ自発想起が可能であった．残りふたつはヒントを与えても想起できなかった．100から8を引く計算課題では，「92，90から」と92から以降で混乱していた．自動車学校で受検した認知機能検査の内容は概ね正答していた．

神経心理検査

① NPI（行動・心理症状を評価する検査）：該当する項目はない.

② MMSE（23/24点が認知症／非認知症の境界）：23点．計算課題で失点が目立った.

③ HDS-R（20/21点が認知症／非認知症の境界）：27点.

④ ADAS-J cog.（認知機能障害の重症度を判断する検査．70点満点．非認知症は2点〜8点，12点〜20点が軽度認知症，21点〜35点が中等度認知症，36点以上は高度認知症と判断）：8点.

⑤ FAB（前頭葉機能を評価する検査．11点以下は支障ありと判断）：8点.

⑥ 論理的記憶 WMS-R（記憶障害の有無を判断する検査．物語を検査者が呈示し，その後に被検者がその物語を再生する課題）：5点．74歳までの基準値しか設定されていないが，70歳から74歳では11点から26点が基準となる.

⑦ ADL評価（PSMS，IADL．家族からみた日常生活動作の評価）：生活障害はないと夫は判断している.

脳画像検査 頭部MRI施行．無症候性ラクナ梗塞を含めて局在病変を認めない．両側海馬を含むびまん性脳萎縮が認められる．海馬傍回の萎縮の程度を評価するVSRADでは，萎縮の程度は2.07であった（関心領域内萎縮がかなりみられる）.

JCOPY 498-32898

総合所見と診断　病歴ならびに問診・診察，神経心理検査などを総合的に勘案すると，記憶障害の存在は明らかである．さらに複雑な遂行機能に支障が疑われる．教育歴としては中学校卒業でさらに軽度の難聴を呈することから自動車学校での認知機能検査ならびに当院で施行した神経心理検査での成績に不利な影響を与えている可能性を否定できないが，それを考慮しても記憶障害や理解力の低下は明らかに存在していると判断される．現時点では，軽度認知障害 MCI との診断である．

前医の診断における問題点

① 前医の診断書の問題点は，病名で認知症ではないと判断しているが神経心理検査や脳画像検査が未実施なことである．事例 10 と同様の理由で臨時適性検査の対象になっている．認知症ではないと診断すること自体になんら問題はない．総合所見でも「診察所見から，年齢相応の身体能力および認知力と判断する」と記載しているので実際の診療にて認知症には進展していないと判断したものと思われる．主治医の判断であるので，この病名に対して公安委員会が疑義としているのではなく，認知症ではないとするための医学的根拠が提示されていないことが問題視されたのである．少なくとも HDS-R を実施してその結果を記載すべきである．また，病診連携などを利用して頭部 CT 検査あるいは MRI を依頼すべきであった．これらを実施していれば，前医の診断書には疑義になる理由はなかったはずである．

② 総合所見で「ややあわてやすい面があり，テストの緊張も重なって点数が低めに出たものと推測されます」との記載がみられる．自動車学校あるいは警察署で認知機能検査を受ける状況を考えると，運転免許の更新ができるか否かという不安もあって過度の緊張が生じる受検者は少なからず存在するだろうと推測される．そのために本事例では，認知機能検査で 45 点しか取れなかったとの解釈が成り立つかもしれない．仮にそうであってもそれだけで認知症ではないとの結論を導き出すことはできない．背景に記憶を含めて認知機能の低下が潜んでいる可能性も想定されるので安易に認知症ではないとの診断を下してはならない．認知症で

JCOPY　498-32898

はないとするためにはその根拠が求められるのである．運転免許に関連する診療で認知症ではないとの病名を下すならば，なんらかの神経心理検査を実施して認知症ではないとの医学的根拠を揃えたうえで診断書を作成するようにしたい．

 ## 解説

　神経心理検査の成績が不良な場合，患者の教育歴や性格（たとえば検査場面で緊張しやすくあがりやすい），難聴などによるのではないかといわれることがある．確かにこれらの要因が神経心理検査の結果になんらかの影響を及ぼしている可能性は否定できない．受検した認知機能検査の結果が不良であったとき，患者から「耳が遠いので検査の指示をよく聞き取れなかった」「頭が真っ白になって気がついたら検査終了になっていた」などの声を聞くことがある．さらに患者によっては「たいして重要ではないと思ったのでいい加減に書いて出した」という明らかに取り繕いによる弁解が疑われる発言を聞くこともある．前医も認知機能検査の成績が悪かったのはあがり症などの性格のせいであったと判断しているようである．そこから神経心理検査は不要と考えたのだろう．仮に性格的な問題が原因で受検した認知機能検査の成績が不良であった場合でも，認知症のおそれがあると判断されたときには診断書提出命令が発出されることになる．診断書作成を依頼された医師は，性格あるいは難聴などによる成績不良との先入観を捨て，もしかしたら認知症かもしれないとの視点から診療にあたるべきである．本事例では，問診の様子から記憶の低下や計算障害（注意障害）の存在が疑われることは明らかである．著者は，本事例で軽度認知障害との診断を下しているが，前医が下した認知症ではない可能性も否定はできない．なぜならば，認知機能障害が軽微あるいは軽度の段階では，診療を行った医師によって認知症に進展しているのか否かの判断が異なることはしばしばみられるからである．現在の医療では，たとえばアルツハイマー型認知症であると確実に診断できる検査法がないことから，医師間で診断が異なることは避けられないといえる．本事例も前医が認知症ではないと診断したならば，少なくともHDS-Rを実施して，その総得点が認知症ではないとされる範囲内であったことを記載していれば，なんら疑義を生じず運転免許は交付されたのである．公的文書である運転に関連する診断書では，全

JCOPY 498-32898

体を通じた整合性の確保と公安委員会による疑義を生じさせない作成が求められるのである.

事例 12　86歳, 男性, 難聴があり, すでに抗認知症薬を服薬している事例

前医における診療と診断

病名 認知症ではないが認知機能の低下がみられ, 今後認知症となるおそれがある (軽度の認知機能の低下, 境界状態, 認知症の疑い).

総合所見 ドネペジル投与にて認知症の進行を止めている. その他, 特に異常はない. 但し両側の強い難聴あるため, 車の運転にさしつかえがある.

神経心理検査 MMSE: 26点, HDS-R: 22点. 軽度認知症. 難聴両側にあり, 会話に時間がかかるため MMSE, HDS-R に影響した.

脳画像検査 CT では異常なし.

病期 FAST: 1, 認知症高齢者の日常生活自立度: 自立.

診断医師 クリニック開業医, 専門領域不明.

公安委員会による疑義

「医師作成に係る診断書を提出したが, 疑義を抱く診断結果であった. 臨時適性検査の対象になった」とされている. 病名では認知症ではないとされているが, 総合所見のドネペジルで認知症の進行を抑えているとの記載, 検査の欄で軽度認知症との記載があり, 整合性が問題視されたことから臨時適性検査の対象になっている.

認知症疾患医療センターでの診療

病歴 免許更新の際に受検した認知機能検査は38点であった. 妻からの病歴では, 「耳は遠いがもの忘れはしない. 歳を取ったからといって困ることはない. 自分から入浴するし買い物でも問題はない. 今まで事故を起こ

したことはない．患者が運転をしてくれないと生活が成り立たないから免許証の自主返納は絶対しない」とのことであった．妻が主治医にドネペジル処方を希望したことから現在 5 mg 錠を服薬しているようである．既往歴：高度難聴．大学病院耳鼻咽喉科で治らないといわれた．

問診 高度難聴であり耳元で大声を出さないと会話が成り立ちにくい．診察室では自分勝手な話が多い．やや脱抑制傾向で多弁である．問診でものおおれの有無を質すと，「いやいや全然しない」ともの忘れ自体を否定しており病識の欠如を推測させる．年齢や生年月日，診察日の年月日と曜日，病院名は正答可能であった．前日の夕食の内容を尋ねたが，「昨日？……ごはん，なんだっけ，魚，えーとサンマ，他にもあったけど……」，当日の朝食の内容を問うと，「なにを食べたっけ……パンだけ」と断片的な回答であった．認知機能検査の施行日を尋ねると，「先だって……何日だっけ，忘れた……，小学生のような検査でやらなかった，書かないで出した」と述べていた．朝昼晩に服薬している薬の錠数は正答可能であった．

神経心理検査

① NPI（行動・心理症状を評価する検査）：該当する項目はない．

② MMSE（23/24 点が認知症 / 非認知症の境界）：22 点．課題は文字呈示で実施した．計算障害と 3 段階の命令実行課題で失点が目立つ．

③ HDS-R（20/21 点が認知症 / 非認知症の境界）：23 点．記憶課題でやや失点が目立っていた．

④ ADAS-J cog.（認知機能障害の重症度を判断する検査．70 点満点．非認知症は 2 点〜8 点，12 点〜20 点が軽度認知症，21 点〜35 点が中等度認知症，36 点以上は高度認知症と判断）：10 点．聴覚的把持に支障がみられる．

⑤ レーヴン色彩マトリックス検査 RCPM（非言語的に右半球機能を評価する検査）：検査完遂は困難であるが施行できた範囲では成績は不良である．

⑥ 時計描画テスト CLOX（1 時 45 分を示す丸時計を描く課題）：自発描画課題では，文字盤の欠損とひずみ，針の位置の修正などがみられる，模写描画課題でも同様の誤りが観察される **図 33**.

⑦ ADL 評価（PSMS，IADL．家族からみた日常生活動作の評価）：難聴に

JCOPY 498-32898

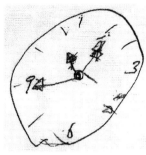

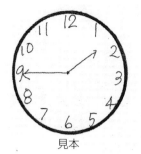

見本

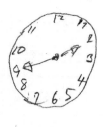

自発描画課題 CLOX1　　　　模写描画課題 CLOX2

図 33 時計描画テスト CLOX

伴う電話使用の支障以外に明らかな支障はないと妻は判断している.

脳画像検査 頭部 MRI 施行. 無症候性ラクナ梗塞が散在しているが認知症の主因とは考えにくい. 両側海馬を含むびまん性脳萎縮が目立つ. 海馬傍回の萎縮の程度を評価する VSRAD では, 萎縮の程度は 1.96 であった (関心領域内萎縮がややみられる).

総合所見と診断 記憶障害に構成障害, 右半球機能の低下が存在し, 自己の病態に対する認識の欠如, 脱抑制も認められる. 日常生活では大きな支障は目立たないと妻は述べているがそれが事実なのか否かの確認ができず, また特定の仕事をしておらず認知症に進展していても習熟かつ単純な生活能力には破綻をきたさないことが多いことから生活障害の有無を判断することは難しい. しかし本事例では, おそらく実際には生活遂行に支障がみられているものと推測される. アルツハイマー型認知症に進展していると診断した.

前医の診断における問題点

① 前医は, 認知症ではないが認知機能の低下がみられ, 今後認知症になるおそれがある, の欄にチェックを入れているが, その一方で総合所見にて「ドネペジル投与で認知症の進行を止めている」, 検査の欄で「軽度認知症」との記載をしていることから公安委員会では疑義と判断しているのである. この診断書は, 認知症なのか否かの判断で矛盾した記載に

なっている．ドネペジルは，妻からの要望で服薬を開始しているようであるが，前医は認知症と考えて処方をしているのか予防的な意味合いで処方をしているのかははっきりしないが，認知症の進行を止めていると記載していることから患者は認知症に進展しているのではないかと公安委員会は判断したようである．主治医が認知症に進展していると考えているならば，作成された診断書の病名との間で整合性に欠けることになる．一方で前医が実施した MMSE と HDS-R はいずれも非認知症の範疇に位置することから，ドネペジル服薬と軽度認知症との記載がなければ，診断書としての整合性は保たれ，臨時適性検査の対象にはならなかったはずである．

② 診断書にドネペジル服薬と記載した段階で，厳密にいうならば医師は患者をアルツハイマー型認知症と診断したと解釈されることになる．アルツハイマー型認知症と診断すると自動車の運転は禁止となり運転免許は取消しになることから，医師は，患者に運転をしてはならないことを伝えなければならない（保険病名はアルツハイマー型認知症となっているはずであり，後日この患者が人身事故などを起こし警察が事後的に調査をしたとき，主治医はアルツハイマー型認知症と診断しておきながら診断書に虚偽の病名を記載したと追及される可能性がある）．ドネペジルを含む抗認知症薬を予防的な意味合いで処方していると述べる医師が時折みられる．抗認知症薬は，認知症への進展を予防するとの科学的根拠はなく，保険診療上では，病名はアルツハイマー型認知症と記載されているはずである．予防的に投与していた患者が人身事故などを起こし民事訴訟になった際，医師はアルツハイマー型認知症と診断していたと被害者側から指摘をされ，なぜ運転を止めるよう指導しなかったかを追及される可能性が高い．前医もドネペジルを処方していることから診断書の病名ではアルツハイマー型認知症にチェックを入れるべきである．アルツハイマー型認知症に進展していないと考えるならば，総合所見でドネペジルなどの記載をしてはならない．

JCOPY 498-32898

解説

　臨床診断に苦慮する事例である．妻からの病歴では認知症を示唆する情報を得ることができない．妻は，生活遂行で不便が生じるので運転免許を取り上げられたくないと考えているようである．そこから患者に関して真実を告げているのか，あるいは認知症を疑わせる症状はあるがそれを伏せているのかを判別することが難しい．運転免許に関連する診療では，家族からの病歴聴取が診断に役に立たないことが多い．患者が高度難聴であることも診断を迷わせる要因である．患者が高度難聴であり，問診や神経心理検査を実施する際に質問を正確に理解できているのか疑問を感じることが少なくないと思う．本事例では，耳元で大きな声で質問をするとなんとか問診の内容は理解できるようである．神経心理検査については聴覚呈示ではなく視覚呈示，つまり質問などを書面にしてから患者の目の前に示すことで質問内容の理解を促すことが難聴を示す患者には求められる．前医も MMSE と HDS-R の結果を記載していることからいずれの検査も実施できたようである．著者の診療でも MMSE や HDS-R，ADAS-J cog. の成績は比較的良好であった．しかし，問診における記憶が不良なことならびに時計描画テストにおける拙劣さ，右半球機能を評価する RCPM が成績不良な点から認知症に進展している可能性が高いと判断せざるを得ない．本事例では，ドネペジルを服薬していることも考慮してアルツハイマー型認知症の可能性が高いと著者は診断した．

 事例 13　79 歳，男性，診断根拠の記載なく血管性認知症と診断されていた事例

前医における診療と診断

病名　血管性認知症．

総合所見　長谷川式知能評価スケール：17/30 点．

神経心理検査　HDS-R：17 点．

脳画像検査　（記載なし）

病期　（記載なし）

(診断医師) 内科開業医, 専門領域不明.

公安委員会による疑義

　「診断書の内容では, 公安委員会において運転の可否判断が困難なため, 専門の医師による診断が必要」とされている. 血管性認知症との病名で診断書が提出されたが, その診断根拠が提示されていないと公安委員会が判断し臨時適性検査に至っている.

認知症疾患医療センターでの診療

(病歴) 2019 年 11 月, 受検した認知機能検査は 42 点であった. 当院受診時, 本人しか受診せず家族からの病歴聴取ができなかった.

(問診) 年齢を尋ねると「80 歳になった」と答えていた. 生年月日と病院名は正答可能. 月を尋ねると「今？　何月か, 7 月かな」(8 月 26 日に問診を実施), 日や曜日を尋ねると「さっぱりわからない」と答えていた. 認知機能検査を受検した月日を尋ねたが要領を得ない返事であった. 問診から記憶障害や見当識障害の存在は明らかである. 神経学的に異常はない.

(神経心理検査)

① MMSE (23/24 点が認知症 / 非認知症の境界): 21 点. 時間に対する見当識課題では, 何年と何月, 曜日を答えることができず, 3 物品名の遅延再生課題は 0 点であった.

② HDS-R (20/21 点が認知症 / 非認知症の境界): 14 点. 3 物品名の遅延再生課題は, ヒントを呈示してもひとつも答えることができなかった.

③ ADAS-J cog. (認知機能障害の重症度を判断する検査. 70 点満点. 非認知症は 2 点〜8 点, 12 点〜20 点が軽度認知症, 21 点〜35 点が中等度認知症, 36 点以上は高度認知症と判断): 17 点.

④ FAB (前頭葉機能を評価する検査. 11 点以下は支障ありと判断): 8 点.

⑤ 論理的記憶 WMS-R (記憶障害の有無を判断する検査. 物語を検査者が呈示し, その後に被検者がその物語を再生する課題.): 6 点. 74 歳まで

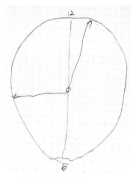
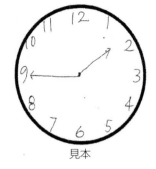
見本
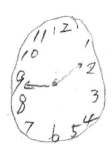

自発描画課題 CLOX1 　　　　　　　　　模写描画課題 CLOX2

図 34 **時計描画テスト CLOX**

の基準値しか設定されていないが，70 歳から 74 歳では 11 点から 26
点が基準となる.

⑥ 時計描画テスト CLOX（1 時 45 分を示す丸時計を描く課題）：自発描画
課題では，文字盤の脱落，針の長さの誤り，模写描画課題では針の長さ
の誤りが観察される **図 34**.

脳画像検査 頭部 MRI 施行.両側基底核ならびに深部白質に無症候性ラク
ナ梗塞が散在している.両側海馬を含むびまん性脳萎縮が認められる.海
馬傍回の萎縮の程度を評価する VSRAD では，萎縮の程度は 0.87 であっ
た（関心領域内の萎縮はほとんどみられない）.

総合所見と診断 記憶障害ならびに見当識障害，注意障害，構成障害など
多くの認知機能の領域で支障が観察される.生活障害に関しては家族の同
伴がないので確定的なことはいえないがおそらく生活に支障をきたしてい
るものと推測される.頭蓋内に無症候性ラクナ梗塞が散在しているが認知
症の主因とはなり得ないと判断しアルツハイマー型認知症と診断した（正
確には脳血管障害を伴うアルツハイマー型認知症である）.

前医の診断における問題点

① 前医の診断書が臨時適性検査に至った理由は，血管性認知症との診断を
下しているがその根拠が全く記載されていないことである.血管性認知

症の診断は、脳血管障害と認知症がともに存在し、両者の間に時間的関連性が認められることが原則である。時間的関連性として、脳血管障害発症から3カ月以内に認知症が発症するかあるいは認知機能の急性発症、階段状か動揺性の悪化を示す場合が該当する。前医の診断書では、認知症の存在は疑われるが脳血管障害に関する記載が一切ない。さらに脳画像検査も実施されていないことから血管性認知症と診断した根拠は不明といわざるを得ない。多くの疑義事例に共通する病名とその他の記載との間に整合性がみられないのである。本事例では、脳画像検査を施行しラクナ梗塞が散在しているなどの記載があれば、全体としての整合性が担保され疑義事例にはならなかったかもしれない。

② 疑義事例となる診断書でしばしばみられる問題点として脳画像検査を実施していないことが挙げられる。この問題は、警察庁が公表している診断書の雛形で「検査不能」の項目が存在することから脳画像検査を実施しなくてもよいとの印象を受けることにもよっている。この検査不能は、患者が検査を頑強に拒否することで実施が困難な場合に該当すると想定される。かかりつけ医の医院・クリニックでCTやMRI装置を備えていないことがこの検査不能の条件に該当するわけではない。原則として病診連携などを利用して脳画像検査を実施したうえでその所見を記載すべきである。

 解説

　血管性認知症は、アルツハイマー型認知症ならびにレビー小体型認知症とともに認知症の3大原因疾患といわれている。しかし、最近では純粋に血管性の要因だけで認知症を発症することはそれほど多くはないとされ、血管性認知症の多くは脳血管障害を伴うアルツハイマー型認知症の可能性が高い。血管性認知症の国際的な診断基準としては、NINDS-AIRENとDSM-5による診断基準が代表的なものである。表13 は、NINDS-AIRENの診断基準の概略を示したものである。前述したように血管性認知症は、脳血管障害と認知症の双方が存在し、その時間的関連性として脳血管障害の発症から3カ月以内に認知症が発症するかあるいは認知機能の急性発症、階段状あるいは動揺性の悪化を示す場合である。

JCOPY 498-32898

表13 NINDS-AIREN による血管性認知症の診断基準

Ⅰ. 血管性認知症疑いは以下のすべてを満たさなければならない.
  1. 認知症の存在
    過去の機能レベルから認知機能が低下をしていることが明らか,記憶障害と2つ以上の認知機能障害(見当識,注意,言語,視空間認知,操作機能,運動統制,行為)がみられ,日常生活動作に重大な支障をきたしなおかつそれが身体的障害に起因しないこと
  2. 脳血管障害の存在
    局所神経症状(片麻痺や顔面神経麻痺,バビンスキー徴候,感覚障害,半盲,構音障害)の存在と脳画像(CT, MRI)による脳血管障害の確認,ただし脳血管障害の既往の有無は問わない
  3. 認知症と脳血管障害との間に時間的関連性が認められる
    a) 該当する脳血管障害発症後3カ月以内に認知症が出現すること
    b) 認知機能が急速に悪化する,認知機能障害の動揺性または段階的な悪化
Ⅱ. 血管性認知症疑いの診断を支持する項目
  a) 早期からみられる歩行障害(小股歩行,磁性,失行性-失調性歩行,パーキンソン様歩行
  b) 不安定性と頻繁にみられる予期せぬ易転倒性
  c) 泌尿器科的疾患によらない尿失禁
  d) 仮性球麻痺
  e) 人格と気分の変化,abulia,抑うつ状態,情動失禁,精神運動性減退や実行機能障害などその他の皮質下性の障害
Ⅲ. 血管性認知症の診断を不確かにするあるいはらしくない項目
  a) 早期からみられる記憶障害: 脳画像で該当する局在病変がみられないにもかかわらず記憶障害やその他の認知機能障害に進行性の悪化がみられる
  b) 認知機能障害以外に局所神経徴候がみられない
  c) CT や MRI で脳血管障害の存在が認められない

(Román GC, et al. Neurology. 1993; 43: 250-60[1] より作成)

診断を支持する徴候として,早期からの歩行障害や易転倒性,尿失禁,仮性球麻痺が挙げられる.さらに脳画像検査で脳血管障害の存在を確認できないこと,局所神経徴候をもたないことは血管性認知症と診断することに矛盾する所見とされる.つまり局所神経徴候があることが血管性認知症の要件といえる.本事例は,MRIで多発性の無症候性ラクナ梗塞が散見されるが明らかな局所神経徴候がないことから血管性認知症とすることに矛盾を生じている.わが国では,以前から脳血管障害が死因の上位を占めてきたことから認知症と脳血管障害が揃うと血管性認知症と安易に診断されてきた経緯がある.本事例では,それほど確固とした診断根拠に基づいて血管性認知症と診断したわけではなさそうであるが,運転免許に関連する診療でも血管性認知症と診断するためには確実な診断根拠を呈示し

CHAPTER 5

かかりつけ医・非専門医が作成した診断書の検討

93

ながら診断書を作成すべきである．本事例では，記憶障害と見当識障害が目立つことから血管性認知症よりもアルツハイマー型認知症の可能性が高いと判断した．本事案では，MRIで無症候性ラクナ梗塞が散在していることから血管性の要因によって認知機能の低下をきたしている可能性も否定できないが，局所神経徴候がないことからNINDS-AIRENの診断基準では血管性認知症としては不確かあるいはらしくないに該当すると考えられる．

⊚ **文献**

1) Román GC, Tatemichi TK, Erkinjuntti T, et al. Vascular dementia: diagnostic criteria for research studies. Report of the NINDS-AIREN International Workshop. Neurology. 1993; 43: 250-60.

JCOPY 498-32898

CHAPTER 6

整合性のある診断書作成のポイントと注意点

　本章では，私たち医師が運転免許に関連する診断書作成を依頼されたとき，公安委員会から疑義と判断されないことを含めて医学的に整合性のある診断書をどのように作成していったらよいかについてその作成のポイントと注意点を解説する．

診断書における病名について

　運転免許に関連する診療では，認知症の有無を判断することが難しいことが多い点を認識したうえで診療を進めていくことが重要である．安易に認知症ではないあるいは認知症ではないが認知機能の低下がみられ，今後認知症となるおそれがある（以下，軽度認知障害と表示）との診断を下すことには慎重でなければならない．とくに認知症ではないとの診断を下すときには相当の診断根拠をもって行わなければならない．認知症ではないとの病名で診断書を作成することは，今後3年間は運転を継続してよいとのお墨付きを医師が与える結果になるとも解釈されるからである（もちろん，免許交付は公安委員会の権限にて実施されるので最終的には公安委員会の責任になるはずだが）．認知症ではないと診断した患者がその後に人身事故を起こし，別の医師から認知症との診断を受けたとき，前医の診断の適否を追及される可能性がゼロではないので，認知症ではないとの診断を下すことは，よほど自身の診療スキルに自信がない限り避けたほうがよいといえる．2022年5月から開始されている認知機能検査で「認知症のおそれがあり」（36点未満）と判定された場合には全般的重症度を評価するCDR（Clinical Dementia Rating）で軽度認知症（CDR 1）に該当するとされており，その点からも認知症ではないとの診断を下すことには躊躇すべきである．

　診療を行った患者に目立つ行動障害や心理症状，たとえば，頻繁に徘徊があり警察に何回も保護されている，もの盗られ妄想が活発で隣人が犯人であると主張する，幻視がみられるなどの病態を確認できるときには認知症との診断を下すこ

とにそれほど苦慮することはないだろう．しかし，運転免許に関連する診療では，このような行動障害や心理症状を呈する患者は非常に少ない．これらが目立たず認知症に進展しているのか，軽度認知障害の段階に留まっているのかを鑑別することが困難な事例が圧倒的に多いのである．免許更新の際に受検した認知機能検査で「認知症のおそれがあり」と判定された患者ではかなりの割合で認知症に進展していると推測されるが，実際の診療で認知症と診断するだけの根拠を得ることが難しいのが実情であろう．なぜならば，神経心理検査で比較的良好な成績を取れることが少なくないこと，ならびに家族が生活障害はないと答えることが多いからである（生活障害が存在することが認知症の必須条件である）．その場合には，半年ごとの診断書提出義務のある軽度認知障害の病名を選択することでその時点での認知症の有無について判断を保留する選択が望ましい．この選択をしたとき，患者や家族には可能ならば運転をやめること，免許証の自主返納を勧める指導を行っておくのがよい．ほとんどの患者は運転をやめることはないが，これらのアドバイスを行ったことをカルテに記載しておくことで医師として安全運転に関しての指導を行ったとの担保になる．

　臨時適性検査の対象になった患者を診療してきた著者の経験から，軽度認知障害と記載された診断書のうち疑義と判断された事例の多くで神経心理検査の結果との整合性に不備があることを指摘しておきたい．疑義事例の多くでは，神経心理検査の結果が著しく不良であるにもかかわらず，病名として軽度認知障害の欄にチェックが入っていることが問題視されているのである．たとえば，HDS-Rが15点しか獲得できていないのに軽度認知障害との診断では公安委員会は疑義事例とせざるを得ないのである．病名とその他の記載との整合性が担保された診断書を作成するように心がけたい．神経心理検査の結果が非認知症の範囲を大きく下回るにもかかわらず，軽度認知障害にチェックを入れざるを得ない事案では，認知症専門医療機関に診断書作成を含めて診療を委ねたほうがよい．

問診の重要性

　運転免許に関連する診療では家族からの病歴聴取が診断に役立たないことが多いので，患者への問診・診察が重要な診断ツールになってくる．以下で問診のコツと判断基準を示す，

JCOPY 498-32898

① 年齢と誕生日は，認知症が高度に進展していない限りほとんどの患者では正答が可能である．つまり認知症が軽度から中等度の段階に位置する患者では，年齢と誕生日を尋ねることは認知症の有無の判断に役立たないと考えておくべきである．逆にいえば，年齢や誕生日を答えることができない患者は認知症である可能性が非常に高い．

② 診察日の年月日，曜日を尋ねると，認知症に進展している場合には日と曜日で誤答や無答がしばしばみられる．しかし，高齢健常者でも日や曜日を間違える可能性を排除できないのでこれらだけで認知症の有無を判断することはできない．季節を間違えるあるいは答えることができないときには認知症の可能性を考える．月を間違えるときにも認知症を疑う．

③ 病院名やクリニック・医院名は，通院中の患者の場合には比較的正答できることが多い．初めて受診してきた場合，患者は病院名などを答えることができないときに「初めてなのでよくわからない」「家族に連れられてきたので名前を知らない」と答えることがあるが，それが取り繕いなのか実際に病院名などを気にかけていなかったのかの判断は困難である．また，全く考えようとせずにすぐに「わからない」と答える患者の場合には認知症に進展したことによる考え不精の可能性を考える．

④ 免許更新の際に受検した認知機能検査の日時や場所，検査の内容を尋ねるとよい．記憶障害や見当識障害が存在すると，これらについて答える際に混乱をする，答えることができないことが多い．とくに検査内容を全く想起できないときには記憶障害は病的と考えるべきである．なぜならば，免許更新に際して認知機能検査という緊張した場面を経験することは記憶に強い痕跡を残すはずだからである．

⑤ 前日の夕飯の内容を尋ねたときに，全く答えることができない場合には認知症の可能性を考える．患者によっては食事に関心がない，いつもと変わりない食事なので覚えていないなどと発言することがある．確かに習慣的に食事をしているときにはその内容を覚えていないこともあり得るが，健常高齢者ではその内容を想起しようとの努力や様子がみられることが多い．一方，認知症に進展している患者では，考えようとしない（考え不精），言い訳や取り繕いの弁解が多い態度が観察される．

⑥ 子どもの数と性別を尋ねるが，ほとんどの患者では正答可能である．その後

に孫の人数と性別を尋ねる．一般的には子どもの数は 5 人以下（2～3 人の
ことが多い）が多いので孫の数が 10 人を超えることはまずない．概ね多く
ても 5～7 人前後ではないだろうか．そのくらいならば孫の数と性別は把握
可能であろう．認知症に進展している患者では，孫の数がスムーズに出てこ
ない，人数を家族に確認する行動がみられる，性別を何回か間違えて述べる
などの態度が観察される．

⑦ 3 物品名（たとえば，ひまわり，たぬき，ふね）を呈示し，1～2 分後にそれ
らを想起してもらう課題を行う．自発的にひとつも想起できないときには記
憶の低下を強く疑う．ひとつも想起できないから認知症との診断には直結し
ないが，アルツハイマー型認知症の可能性が高いと考えるべきである．

　確実に認知症であると判断できる問診の項目はない．ただし，自分の年齢や誕
生日を答えることができない，季節や月がわからないあるいは明らかに間違えて
いる（4 月なのに 10 月と答える，夏なのに冬と答えるなど），現在の居場所を
認識できていない，子どもの数がわからないときには認知症を考えるべきであ
る．

🚗 神経心理検査の解釈について

　HDS-R などの神経心理検査の総得点の多寡だけで認知症の有無を判断しては
ならないのは当然である．神経心理検査は，病歴と問診・診察によって判断した
認知症の有無を補強する補助的な役割しかないのが原則である．しかし，運転免
許に関連する診療では，家族からの病歴聴取が診断のために役に立たないことが
ほとんどである．したがって，患者に対する問診・診察と神経心理検査とによっ
て認知症の有無を判断しなければならない点が，運転免許に関連する診療の特徴
といえる．2022 年 4 月に日本医師会から公表されたかかりつけ医向け 認知症
高齢者の運転免許更新に関する診断書作成の手引き～改定版～[1] をみると，
「図 1 かかりつけ医による診断書作成フローチャート」のなかで「医療機関受診
時に行った認知機能検査（HDS-R，MMSE）が 20 点以下であれば，認知症の
可能性が高い」「これらの得点が概ね 21 点以上かつ概ね 25 点以下で，進行性の
認知機能低下があれば，MCI の可能性を検討します」（5 頁）との文言がみられ

JCOPY 498-32898

るが，やや乱暴な表現といわざるを得ない．HDS-R と MMSE では，認知症と非認知症の境界点が異なっているにもかかわらず同一の目安で判断を行っている（認知症疑いは，HDS-R は 20 点以下，MMSE は 23 点以下）点は，かかりつけ医の診断を惑わせるものである．Chapter 4 の 表11 でみられるように HDS-R が 20 点以下であっても軽度認知障害に該当する患者は少なくない（264 名中 34 名 12.9％が 20 点以下）．また，認知症に進展していない患者のほとんどでは HDS-R で 21 点以上，MMSE で 24 点以上を獲得できていることを考えると，認知症の範囲と考えられる得点を示す患者では認知症ではない可能性が極めて低いことを忘れないようにしたい 表14, 15 .

　公安委員会が疑義事例とする要因のひとつに HDS-R あるいは MMSE の得点が非認知症とされる範囲から大きく下回っているにもかかわらず，病名として，認知症ではないが認知機能の低下がみられ，今後認知症となるおそれがある，にチェックが入っている点が挙げられる．神経心理検査の結果が非認知症の範囲から大きく下回る患者に対して認知症ではないあるいは認知症ではないが認知機能の低下がみられ，今後認知症となるおそれがある，との病名で診断書を作成した

表14 年齢層別にみた非認知症 592 名（60 歳以上）における HDS-R の得点分布

年齢層 得点	60~69 歳 (97)	70~74 歳 (146)	75~79 歳 (183)	80~84 歳 (114)	85~89 歳 (35)	90~95 歳 (17)	全体 (592)
30	25	28	16	8	1	1	79
29	23	27	32	12	8	1	103
28	21	26	35	20	2	1	105
27	10	26	24	16	8	1	85
26	9	14	24	20	4		71
25	8	9	19	12	5	3	56
24	1	5	11	11	3	4	35
23		6	12	7	4	1	30
22		4	1	7		2	14
21			5	1		2	8
20			2			1	3
19			1				1
18		1	1				2
17							
16							
15							
平均得点	28.2±1.6	27.4±2.2	26.7±2.5	26.3±2.3	26.5±2.1	24.4±2.8	27.0±2.4

JCOPY 498-32898

表 15　年齢層別にみた非認知症 641 名（60 歳以上）における MMSE の得点分布

年齢層 得点	60〜69 歳 (111)	70〜74 歳 (157)	75〜79 歳 (194)	80〜84 歳 (124)	85〜89 歳 (37)	90〜95 歳 (18)	全体 (641)
30	26	21	14	6	3		70
29	29	37	27	15	4		112
28	20	24	37	31	9	2	123
27	15	28	39	22	5	3	112
26	9	16	29	11	3	3	71
25	7	21	20	19	6	2	75
24	2	6	17	12	4	3	44
23	2	1	8	4	3	1	19
22	1	2	1	3		1	8
21		1	1			2	4
20			1				1
19			1			1	2
18							
17							
16							
15							
平均得点	28.0±1.8	27.4±1.9	26.8±2.0	26.7±2.0	26.6±2.1	24.6±2.6	27.1±2.1

場合には疑義事例になる可能性が高い．この場合には，自身で診断書を作成せず認知症専門医療機関に紹介をしてより正確な診断を依頼するようにしたい．

 ## 脳画像検査は必須の検査か

　臨時適性検査の対象になった事例をみると，脳画像検査を実施していないことが疑義理由になっていることが少なくない．患者が頑強に拒否するなどの特段の理由がない限り，頭部 CT 検査あるいは MRI は必ず実施しなければならないと解釈すべきである．この問題に関しては前述のかかりつけ医向け　認知症高齢者の運転免許更新に関する診断書作成の手引き〜改定版〜[1] の記載が誤った理解をかかりつけ医に与えている可能性を指摘しておきたい．かかりつけ医による診断書作成フローチャートのなかで「診断書作成にあたっては，画像検査は必須ではありませんが，認知機能検査（HDS-R または MMSE）は必ず実施してください」（5 頁）との文言がみられる．また「第 3 章　診断書の記載例」においてモデル事例 3 を呈示し，脳画像検査を実施していない理由として「本人・家族が希

JCOPY　498-32898

望されず，診断上も必要ではなかったため」との記入例を挙げている．これらの記載をみると，あたかも脳画像検査を実施しないことが許容されるかのごとくの印象を受ける．認知症を診断するうえで脳画像検査が必要ないとはどのような根拠に基づいて述べているのだろうか．著者の経験では，脳画像検査を実施せずに作成された診断書は必ず臨時適性検査の対象になっている．現在の医療ではアルツハイマー型認知症を確実に診断できる手立てがないことから，ある意味では除外診断をしながらアルツハイマー型認知症との診断を進めていくのが最も適切な診断法である．アルツハイマー型認知症が疑われる患者のなかには脳腫瘍や慢性硬膜下血腫，特発性正常圧水頭症などのように脳画像検査によってその存在が明らかになる疾患が含まれる可能性を排除できない．したがって，アルツハイマー型認知症として典型的な病像を示している場合であっても脳画像検査を必ず施行すべきである．　図35　は，56歳の男性で1年前からもの忘れ症状があるとのことで著者のもの忘れ外来を受診してきた患者の造影MRIである．左側頭葉に神経膠腫と考えられる腫瘍病変が存在していることが明らかになった事例である．臨床像からアルツハイマー型認知症が疑われる事例であっても必ず脳画像検査を実施し頭蓋内の器質的疾患を除外すべきである．脳画像検査を実施しないで診断書を作成することは，その診断書が疑義事例になる可能性があるばかりではなく，後日当該患者が人身事故などを起こした際に，医師の診断の適否を追及される可能性も想定される．医師の過失の判断基準として，診療当時のいわゆる臨床医学の実践における医療水準という概念が重視されている．現在のわが国の医療水準では，病診連携などを通じて比較的容易に頭部CT検査やMRIを予約し検査ができる状況にあるので，自施設に脳画像検査機器を装備していないかかりつけ医であっても脳画像検査の実施は診療当時の医療水準に適うというべきである．また，高齢運転者から運転免許を取り上げる可能性のある診断書を作成するにあたって，医師としてその診断には最大限の注意と誠意をもって対応すべきである．認知症診療では，脳画像検査は必ずしも必要ではないと考えるべきではなく，臨床像から診断を下した自身の診断スキルを再確認するためにも脳画像検査は必須の補助検査と考えるべきである．

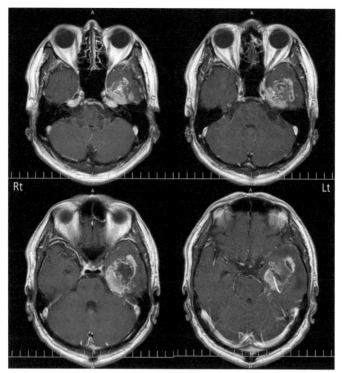

図35 56歳, 男性, もの忘れを主訴に受診し脳腫瘍が判明した事例
の MRI (造影 MRI, axial image)

🚗 整合性のある診断書作成の要件

　前述のいくつかの要因を総合的に考えながら, 以下で整合性のある診断書作成
の要件をまとめる.

① 診断書における医学的判断 (病名と総合所見) と認知機能検査・神経心理学
　的検査, 臨床検査 (画像検査を含む) の3カ所で矛盾がなく整合性のある記
　載を行うことが原則である.

② 病名のどれにチェックを入れるのかは, 診療の結果を総合的に考え自身が下
　した結果に基づいて行うのでよい. 医師が下した診断の適否を公安委員会が
　判断できるわけではないし判断をすることもない. 公安委員会が疑義とする

JCOPY 498-32898

のは，この病名とその他の記載との間で整合性に欠ける場合だけである．認知機能検査で「認知症のおそれがあり」（2022 年 5 月の改正で 36 点未満が該当）と判定された者は CDR で軽度認知症（CDR 1）に該当するとされることから，認知症ではないにチェックを入れるときには相当な診断根拠が求められる．もちろん，免許更新などで受検した認知機能検査で「認知症のおそれがあり」と判定された者であっても認知症ではない者が含まれるには当然あり得る．もし認知症ではないと診断するならば，総合所見や認知機能検査・神経心理学的検査との間で矛盾しない記載を行う必要がある．また，認知症か否かの判断ができないときには，認知症ではないが認知機能の低下がみられ，今後認知症となるおそれがある（Chapter 2 図 21 の「2. 診断」⑥）にチェックを入れることで，その時点での判断を差し控えるようにしたい．

③ 総合所見の欄にはある程度の病歴と現在の状況を簡潔に記載する．生活障害の有無が認知症の判断に重要となるので，病名でいずれかの認知症にチェックを入れた場合には，生活障害について多少なりとも言及をしておくとよい．患者の運転継続の可否や運転能力に関した記載をしてはならない．たとえば，近距離ならば運転は可能である，慎重に運転をすれば問題はないなどの記載はしない．運転継続あるいは運転免許の交付の可否は公安委員会の権限であり医師がその点について言及する必要はない．

④ かかりつけ医・非専門医の外来で実施可能な神経心理検査は，HDS-R あるいは MMSE と考えられる．診断書を作成するときには少なくともいずれかの検査を必ず実施することが原則である．いずれも実施していない場合には疑義事例となる可能性が高い．難聴が高度でありこれらの検査を実施できないと判断した患者や検査を拒否する患者は，認知症専門医療機関に紹介をして診断を求めるのがよい．難聴が原因で神経心理検査ができないとの記載は疑義事例になる可能性が高い．

⑤ HDS-R あるいは MMSE の総得点が非認知症の範囲から大幅に下回る，たとえば，13 点〜15 点前後に位置する場合に，認知症ではないあるいは認知症ではないが認知機能の低下がみられ，今後認知症となるおそれがある，との病名にチェックが入ると疑義事例になる可能性が高い．公安委員会から整合性が保たれていないと判断されるからである．病名や総合所見を再度検討し

て認知症の欄にチェックを入れるかあるいは病名と HDS-R, MMSE の間に乖離がみられる根拠を記載することが求められる.

⑥ 脳画像検査は必ず実施しその結果を記載する. 脳画像検査を実施していない場合には疑義事例になる可能性が高い. 脳画像検査の所見を記載する際, 異常がないとの記載だけでは疑義事例とされる可能性があるので, びまん性脳萎縮がみられる, 認知症の原因となる脳梗塞などの局在病変を認めない, 両側海馬の萎縮が目立つなどのように具体的な記載をしておくほうがよい.

⑦ 「現時点での病状（改善の見込み等についての意見)」は, 診断書で病名を⑤その他の認知症としたときのみにチェックを入れる. ①アルツハイマー型認知症から④前頭側頭型認知症のいずれかあるいは⑥認知症ではないが認知機能の低下がみられ, 今後認知症となるおそれがある, にチェックを入れたときには記入は不要である.

⊗ 文献

1) 日本医師会. かかりつけ医向け 認知症高齢者の運転免許更新に関する診断書作成の手引き〜改定版〜. 令和 4 年 4 月. https://www.med.or.jp/doctor/sien/s_sien/004984.html (2023 年 1 月 11 日閲覧)

JCOPY 498-32898

CHAPTER 7

運転免許に関連する診療での
医師の法的責任

　運転免許に関連する診療では，医師による医学的診断が免許の不交付や取消し処分の根拠になることから，診断をした医師あるいは診断書を作成した医師の法的責任が問題となる場合が予想される．本章では，運転免許に関連する診療において浮上する医師の法的責任や高齢者が交通事故を起こした際の法的責任や賠償問題などについて考える．

医師の責任に対する法律の基準

　問題点をわかりやすくするために，まず手術ミスなどによって患者に後遺障害が残ったり死亡に至ったりした場合，つまり医療過誤における医師の責任のあり方から考えてみる．医師の過失の判断は，その医療行為において要求される注意義務違反があったか否かによってなされることが多い．ここでいう注意義務の内容は，「いやしくも人の生命及び健康を管理すべき業務（医業）に従事する者は，その業務の性質に照し，危険防止のために実験上必要とされる最善の注意義務を要求されるのは，已むを得ないところといわざるを得ない」とした最高裁昭和36年2月16日の判示によっている．その後，最善の注意義務の判断基準になるものとして医療水準という概念が導入され，前記の注意義務の判断基準となるものとして診療当時のいわゆる臨床医学の実践における医療水準が想定されるようになった（最三小判 昭和57年3月30日）．しかし，この医療水準は，全国一律な基準としてではなく，当該医師の専門領域や所属する医療機関の性格（大規模な総合病院なのか中小病院なのかあるいは開業医なのか），医療機関の所在（大都市なのか離島なのか）などの事情を考慮して決定されるべきであるとされている（最三小判 平成8年1月23日）．さらに裁判では，医療水準と医療慣行を峻別しており，医師が一般的に通常の臨床で行っている医療行為，それを医療慣行と呼ぶとすると，この医療慣行に従った医療行為を行ったからといって，医療水準に従った注意義務を尽くしたとただちにいうことはできないとされてい

る．前述の法規範から，医師が自分なりにベストを尽くしたと主張しても，その当時の臨床医学における医療水準に達していない医療行為であると判断されると，医師の過失が認定され，法的責任を負わされることになる．

　運転免許に関連する診療を行う医師にも前記に述べた判断基準と同様の法的責任を負わされると考えられる．運転免許更新の際に求められる診断書において，その診断を下した根拠が診療当時のいわゆる臨床医学の実践における医療水準に達しているか否かが法的責任を追及される根拠になると考えるべきであろう．たとえば，診断書には神経心理検査や脳画像検査の結果を記載する項目が存在しており，これらの記載がない場合には，現在の医療水準に達していないと判断されることはやむを得ないことである．かかりつけ医の外来では，頭部 CT 検査や MRI などの脳画像検査を実施することが困難なことが多い．医療水準は，医療機関の性格によって規定される相対的なものであることを考慮しても，わが国では病診連携などによって比較的容易に脳画像検査を実施できる医療環境にあることから，たとえ脳画像検査装置をもたないかかりつけ医であっても，脳画像検査を実施せずに診断書を作成することは許容されないと考えるべきである．脳画像検査を実施せずに認知症ではないと判断した後，当該患者が人身事故を起こし別の医療機関で脳画像検査の実施を含めて総合的所見から認知症との診断を下されたとき，前医の診断が診療当時のいわゆる臨床医学の実践における医療水準に達していなかったと判断されかねない．脳画像検査は認知症を診断するための臨床医学における現在の医療水準に含まれると裁判官が判断したならば，脳画像検査を実施せずに診断を下した医師は最善の注意義務に違反をしていたと断じられる可能性が高い．神経心理検査の位置づけも同様であり，2018 年の診療報酬改定によって HDS-R は操作が容易なもの 80 点として算定が可能になっているので，いわゆる臨床医学の実践における医療水準に適ったものと判断されることになる．したがって HDS-R などの神経心理検査を実施しないで診断書を作成した場合には，医療訴訟では最善の注意義務に違反をしていたとして法的責任を追及されることになる．

　医師の過失を判断する際に予見可能性と結果回避義務という概念も使用される．たとえば，夜間にライトをつけず一般道で法定速度を超えて走行し歩行者をはねた場合を考えると，このような状況で運転者は注意を払って運転をしていたから過失はないと主張することはできない．そのようなときには人身事故を起こ

JCOPY 498-32898

す可能性があることを想定し，ライトを点灯する，法定速度を守り慎重に運転するあるいはそもそも夜間に無点灯で運転をしないなどの対策を講じるべきとされる．無点灯で法定速度を無視して運転をすれば交通事故を起こすかもしれないと考えることが予見可能性であり，悪しき結果を回避する対策を講じる，つまり点灯をして慎重に運転をする，夜間に運転をしないことが結果回避義務に該当する．運転免許に関連する診療で考えると，認知機能や運動機能は低下をしているが認知症には進展していない高齢者が頻繁に車庫入れで自損事故を起こしている状況を想定してみよう．今後，車を運転する際に交通事故を起こす危険性が高い，つまり事故を起こす予見可能性が高いと判断される．その際に事故を回避する努力を求められるのであり，具体的には速度を上げずに運転をする，近距離の運転に限定する，昼間のみの運転に限る，さらに車の運転をしないとの選択肢，つまり結果回避義務が考えられるのである．

　過失を判断する際，医療水準と予見可能性・結果回避義務というふたつの判断原則が並立しているわけではない．「医療水準は新たな治療法をすべき義務があったかが問題となる場面での理論であり，いかなる医療行為をすべきかということについての基準となるものである」と大島は述べている[1]．したがって，すでにある治療あるいは対応をすべきであるとの医療水準が確立している場合には，その事態の発生を予見できたかあるいは予見したか（予見可能性），その結果を回避するための対策を実際に講じたか否か（結果回避義務）が過失の判断根拠になる．大島によると「一定の義務が確立しており，その義務からの逸脱の有無・程度を問えば足りる場合には医療水準という概念を援用する必要はなく，医療水準は過失を判断する前提になっているものと考えられる」とも述べている[1]．わかりやすく述べると，医師の過失を判断する基準は，予見可能性や結果回避義務の是非を通じて注意義務（善管注意義務）に違反があったのか否かであり，それを判断するためには診療当時のいわゆる臨床医学の実践における医療水準にその注意義務が合致していたのか否かを考量するということができる．

🚗 医師が法的責任を負わされる可能性のある事案

　運転免許に関連する診療で医師が事後に法的責任を問われる可能性が想定される事案として以下が挙げられる．

① 認知症ではないと診断した患者が免許更新をしたが，その後に交通事故，とくに人身事故を起こし他院で認知症と診断され，前医の診断が誤りであったことが判明した場合．

② 認知症と診断され免許の取消し処分がなされたが，後日他院の診断で認知症ではないことが判明した場合．

③ 外来に通院している認知症患者に対して自動車の運転は禁止であると伝えていなかったとき，その患者が重大な交通事故を起こした場合．

④ 患者や家族らに頼まれて虚偽の診断書を作成した場合（たとえば，認知症と診断されるべき患者に対して診断書に軽度認知障害あるいは認知症ではないと記載する）．

　①の場合，診断をした医師が診療当時のいわゆる臨床医学の実践における医療水準に合致した医療を行っていたと判断されるならば，法的責任を負わないと結論される．逆に医療水準をクリアしていない診療であると判断されると，認知症ではないと判断した医師あるいはその旨の診断書を作成した医師は，法的責任を追及されることになる．ただし，運転免許に関する診療についての統一した診療ガイドラインなどが存在しない現状では，前記の医療水準を規定することは困難であり，現実的には個別事案ごとにその是非を検討することになる．警察行政の視点では，平成25年11月19日参議院法務委員会において当時の警察庁交通局長が「医師が故意に虚偽の診断書を作成した場合は別にして，医師がその良心と見識に基づいて行った診断に基づき作成した診断書について，結果的にそれとは異なる結果が生じたからといって，それを理由に刑事責任を問われるということは通常想定できないのではないかと考えます（原文のまま）」（第185回国会 参議院法務委員会会議録第6号）と答弁をしている．この答弁に従うと，診断書を作成した医師のそのときの判断がその時点での医療水準を大きく逸脱していない限り，その医師が刑事責任を問われる可能性は限りなく低いといえる．ただし，民事責任あるいは民事訴訟に関してはこの限りではない．

　②の場合が生じることは非常にまれと考えられるが，誤った診断で運転免許を取り消された者が自動車運転を生活の糧にしていた場合には，免許が復活するまでの金銭的損失の賠償を求めてくる可能性は否定できない．この場合も①と同様

JCOPY 498-32898

に診療当時のいわゆる臨床医学の実践における医療水準に則って診断を下していたか否かが過失を判断する際の根拠になると考えられる.

③ 著者の外来でも認知症と診断し運転をやめるように指導してもそれを受け入れずに運転を継続している認知症患者は少なくない. この場合, 運転を継続している認知症患者が人身事故などを起こしたとき, その法的責任は患者自身にあり刑事ならびに民事上の責任を問われることになるのは当然である. 医師が法的責任を問われる可能性はほぼ皆無であろうが, 患者の認知症の病態から交通事故を起こす可能性が高いと予想される場合, つまり予見可能性が高いときには任意通報制度などを利用して強制的に患者に運転をやめさせる手段を取らなかったとして事故の被害者あるいはその家族から提訴される可能性は排除できない. 次いで運転禁止との指導を医師がしていなかった患者が人身事故などを起こしたときである. 原則は, 刑事法上では運転をしていた患者自身が法的責任を負うことになるが, 民事法上では運転をやめるよう指導をしなかった医師も法的責任を問われ損害賠償請求がなされる可能性を排除できない.

④ 運転免許に関連する診断書に虚偽の内容を記載するということは, 患者が認知症であると医師が認識していたと解釈され, 同時に運転をすれば人身事故などを起こす可能性があることも認識できたと認められることになる. たとえば, 認知症と診断したにもかかわらず自動車を運転しないと生活が成り立たないと患者や家族から懇願され, 意図的ではないにしても診断書に事実ではない内容を記載した場合, 作成した医師の法的責任は免れない. 民事訴訟になったとき, 医師の過失(注意義務違反)が認定され損害賠償責任を負う可能性を否定できない. 家族らに頼まれて故意に虚偽の内容を診断書に記載した場合は, 公立病院の医師ならば**虚偽公文書作成罪**(刑法 156 条)ならびにその行使, 民間病院の勤務医や開業医ならば**虚偽診断書等作成罪**(刑法 160 条)によって刑事責任を問われることになる.

> **刑法 156 条**(虚偽公文書作成等): 公務員が, その職務に関し, 行使の目的で, 虚偽の文書若しくは図画を作成し, 又は文書若しくは図画を変造したときは, 印章又は署名の有無により区別して, 前 2 条の例による.

刑法 160 条（虚偽診断書等作成）: 医師が公務所に提出すべき診断書, 検案書又は死亡証書に虚偽の記載をしたときは, 3 年以下の禁錮又は 30 万円以下の罰金に処する.

公安委員会の法的責任

　医師の診断書の適否にかかわらず, 運転免許の交付や取消しなどの可否を決定するのは行政機関（公安委員会）であり, 最終的には公安委員会の責任に帰属するとの考え方が妥当である. しかし, 現実には高齢認知症患者らに運転免許を与えた公安委員会の法的責任が直接問題になった裁判例は見当たらないという. 一方, 公安委員会による運転免許の不交付あるいは取消し処分に対して, その違法性や国家賠償法による損害賠償請求の可否が争点になった裁判例がいくつかみられている. 平成元年 3 月 29 日の東京地判は, 精神病者と診断された原告が運転免許の取消し処分を受け自動車の陸送にかかわる仕事を失い生活保護を受けねばならない状態になったことで免許取消し処分の取り消しと慰謝料の支払いを求めたものである. 裁判所の判断は, 警察側資料の不適切性や原告の以前の診療録などから原告を統合失調症と診断する根拠はなく, 処分取消し請求を認容している. つまり免許の取消し処分は誤りであったとの判断を下している. しかし, 臨時適性検査を実施した医師には職務上の法的義務の違反はなく, 国家賠償法上の違反もないことから慰謝料請求については棄却されている[2].

自動車事故における法的責任と責任能力

　以下では植草の論説[3] を援用しながら自動車事故における法的責任と責任能力について解説をする. 自動車を運転していて交通事故を起こした者, つまり加害者は, 被害者の人身損害に対して自動車損害賠償保障法（自賠法）3 条にある運行供用者責任のほか, 民法 709 条の不法行為責任を負うことになる. 言い換えると, 加害者は, 被害者らから自賠法による運行供用者責任と民法の不法行為責任を問われることになる. 自賠法は, 人身損害を対象とするので物的損害に対しては民法上の不法行為責任のみを負うことになる. 自賠法 3 条で規定している責任を負う者とは, 自己のために自動車を運用の用に供する者, すなわち運行供用者であるとしている. したがって運行供用者とは, 具体的には自動車の保有

JCOPY 498-32898

者あるいは借主などを指すことになる．一方，他人のために自動車の運転または運転の補助に従事する者は運転者と呼ばれる（自賠法2条4項）．運転者とは，具体的には役員を送迎する社員や会社の所有する車を営業などで使用する社員，観光バスを誘導中のバスガイドなどが該当する．たとえば，看護師あるいはリハビリスタッフが訪問看護あるいは訪問リハビリの業務中に人身事故を起こした場合，看護師やリハビリスタッフは運転者として民法709条責任を負い，病院は運行供用者として自賠法3条責任を負う．自賠法11条によって運転者も自動車損害賠償責任保険（自賠責保険）の被保険者とみなされ，運転者が負う民法709条責任も自賠責保険でカバーされると考えられる．ちなみに自転車事故では，人的損害や物的損害いずれも自賠法の適用はなく，民法上の不法行為責任を負うことになる．

> 自動車損害賠償保障法（自賠法）3条（自動車損害賠償責任）：自己のために自動車を運行の用に供する者は，その運行によつて他人の生命又は身体を害したときは，これによつて生じた損害を賠償する責に任ずる．ただし，自己及び運転者が自動車の運行に関し注意を怠らなかつたこと，被害者又は運転者以外の第三者に故意又は過失があつたこと並びに自動車に構造上の欠陥又は機能の障害がなかつたことを証明したときは，この限りでない．
>
> 民法709条（不法行為による損害賠償）：故意又は過失によって他人の権利又は法律上保護される利益を侵害した者は，これによって生じた損害を賠償する責任を負う．
>
> 自動車損害賠償保障法（自賠法）11条（責任保険及び責任共済の契約）：1項　責任保険（著者註；自動車損害賠償責任保険）の契約は，第3条の規定による保有者の損害賠償の責任が発生した場合において，これによる保有者の損害及び運転者もその被害者に対して損害賠償の責任を負うべきときのこれによる運転者の損害を保険会社がてん補することを約し，保険契約者が保険会社に保険料を支払うことを約することによつて，その効力を生ずる．

民法713条は，「精神上の障害により自己の行為の責任を弁識する能力を欠く状態にある間に他人に損害を加えた者は，その賠償の責任を負わない．」と規定しており，責任能力に欠く者，すなわち責任無能力者は不法行為責任を負わないと解釈される．責任を弁識する能力を欠く状態としては精神疾患や認知症などが挙げられるが，それ以外の病気や飲酒，薬物使用などによって能力を欠く場合も想定される．しかしながら，民法713条のただし書きに「故意又は過失によって一時的にその状態を招いたときは，この限りでない．」と規定されており，加害者に故意あるいは過失があった場合には免責をされない．たとえば，運転前

に飲酒をすることはその者が故意に行うので飲酒運転による交通事故では，泥酔による責任無能力者と主張することができない．

　運転免許に関連する診療では，認知症などによって認知機能の低下した者が所有する自家用車を運転中に人身事故を起こした場合の責任能力が問題になってくる．自賠法には運行供用者の責任無能力に関する定めはなく，自賠法4条を通じて民法713条が自賠法3条責任にも適用されるとの考えが成り立つ．しかし，交通事故を起こす前に認知症と診断されていたことのみから加害者がただちに「恒常的に自己の行為の責任を弁識する能力を欠く状態にあった」と判断されることはない．責任無能力者と主張するためには加害者側に責任能力がなかったという具体的な立証をしなければならないとされる．では，認知症患者が人身事故を起こしたとき，加害者側すなわち認知症患者側が自己の行為の責任を弁識する能力がなかったことを証明できれば，患者の責任を問うことができなくなるのだろうか．裁判例ならびに学説では，運行供用者の責任について民法713条の適用を除外する解釈，つまり責任無能力者として免責されることはないとする立場が多いようである．さらに被害者救済の視点から運行供用者を弱者として保護する必要性はないとの考えも示されている．結論としては，認知症などによって責任無能力者と判断されていても人身事故を起こしたときには，自賠法3条による責任を負うことになるといえる．

　恒常的に弁識能力を欠く場合以外にてんかん発作やくも膜下出血，脳梗塞，急性心筋梗塞，低血糖発作などが原因で急性，一過性に意識消失をきたして交通事故を起こす場合もしばしばみられる．この場合には，加害者が意識消失状態になることを予見することが可能であったか，つまり予見可能性が責任の有無を左右することになる．たとえば，平成27年9月8日の神戸地判は，タクシーを運転中にくも膜下出血をきたし意識消失によってガードレールに衝突し乗客が受傷した事案において，事故の2カ月前に健康診断で血圧の異常を指摘されていたものの脳疾患などの既往はなく意識消失を起こして運転ができなくなる可能性を予見することができなかったとして民法709条責任ならびに自賠法3条責任を負うことはないと判断している．一方，平成7年11月29日の新潟地判の判断は，運転中にくも膜下出血を発症し歩行者に衝突した加害者に対して，過去10年以上の高血圧歴があり降圧薬を服用していたことからくも膜下出血を起こす予見可能性があったとして自賠法3条責任は免れないとしている．いずれもくも

JCOPY 498-32898

膜下出血を起こし血圧異常も指摘されているにもかかわらず相反する判断を下されている．急性，一過性に意識消失をきたし人身事故を起こしたときの責任の判断は事案ごとの個別検討になるようである．

> **自動車損害賠償保障法（自賠法）4 条**（民法の適用）：自己のために自動車を運行の用に供する者の損害賠償の責任については，前条の規定によるほか，民法（明治 29 年法律第 89 号）の規定による．

 ## 家族の責任

　高齢者，とくに認知機能が低下をしている者や突発的に意識障害をきたした者が人身事故や物的事故を起こした場合，家族の責任はどのように想定されるのだろうか．ここでは，赤塚の論説[4] を援用しながら考えていく．運行供用者が人身事故を起こしたとき，自賠法 3 条責任については民法 713 条の適用が除外されるとの解釈から，責任能力の有無を問わず運行供用者は責任を問われることが原則である．したがって，この場合には自賠法の視点から家族が責任を問われることは現実的ではない．一方，自賠法は，人身事故を起こしたときに適用されるが，物的事故や自転車事故の場合には家族の責任が浮上してくる可能性がある．

① 家族が所有する自動車を高齢者が運転をした結果，人身事故を起こした場合には当該家族は原則として保有者としての運行供用者責任を負うことになる．

② 高齢者が所有する自動車を運転した結果，人身事故を起こした場合には責任能力の有無にかかわらず当該高齢者は運行供用者責任を負う．

③ 前記②において家族の責任については，事故を起こした高齢者と家族との関係や車両に関する費用負担の割合，名義貸しなど車両保有への関与の状況によって家族が運行供用者責任を負わされる可能性がある．

④ 高齢者が物的事故や自転車事故を起こし相手方に損害が発生した場合，家族がその損害を賠償する責任があるかの問題では，事故を起こした高齢者に責任能力があるか否かによって，その後の責任のあり方が異なってくる．責任能力がない場合には家族に監督義務者としての責任（民法 714 条）があるか否かの問題，責任能力がある場合には固有の不法行為責任（民法 709 条）が成立するか否かが問題になる．監督義務者としては，法定監督義務者（親権者や未成年後見人など）あるいは代理監督者（精神科病院の医師など），法

定監督義務者に準ずべき者が含まれる．配偶者あるいは子であってもそれが理由で法定監督義務者には該当しないとされることから，必ずしも事故を起こした高齢者の家族が監督義務者として責任を負わされるわけではない．事故を起こした高齢者に責任能力がある場合，家族には監督義務者としての責任はない．

民法714条（責任無能力者の監督義務者等の責任）：
1項　前2条の規定により責任無能力者がその責任を負わない場合において，その責任無能力者を監督する法定の義務を負う者は，その責任無能力者が第3者に加えた損害を賠償する責任を負う．ただし，監督義務者がその義務を怠らなかったとき，又はその義務を怠らなくても損害が生ずべきであったときは，この限りでない．
2項　監督義務者に代わって責任無能力者を監督する者も，前項の責任を負う．
民法709条（不法行為による損害賠償）：故意又は過失によって他人の権利又は法律上保護される利益を侵害した者は，これによって生じた損害を賠償する責任を負う．

自動車運転における責任保険

　以下では波多江の論説[5]を援用しながら高齢者事故における保険について解説をする．責任保険とは，個人や法人が他人に損害を与えた場合，加害者の法律上の損害賠償責任を填補する保険を指しており加害者のための保険である．交通事故に関していうと，交通事故を起こした運転者に生じる被害者に対する損害賠償責任を填補するものである．強制保険である自動車損害賠償責任保険（自賠責保険）と任意の自動車保険である対人賠償責任保険，対物賠償責任保険，歩行者や自転車などによる事故に関する個人賠償責任保険が主なものである．自賠責保険は，自動車1台ごとに契約の締結が義務づけられている保険である（自賠法12条）．被保険者は，運行供用者責任を負う自動車の保有者と損害賠償責任を負う運転者である．この場合の保有者とは，「自動車の所有者その他自動車を使用する権利を有する者で，自己のために自動車を運行の用に供するものをいう」（自賠法2条3項）と定義され，自己で自動車を所有する者やレンタカーを借りていた者，正当に車を借りた者などを指している．損害賠償責任を負う運転者とは，「他人のために自動車の運転又は運転の補助に従事する者をいう」（自賠法2条4項）を意味しており，観光バスの誘導中のバスガイドや会社で送迎をして

JCOPY 498-32898

いる社員などを指している.

　年齢にかかわらず自動車運転によって人身事故を起こした場合，前記の保有者あるいは運転者に該当するときには自賠責保険によってその損害を填補されることになる．自賠法4条では，人身事故を起こした責任は自動車損害賠償責任と民法の規定によるとされている．すると民法713条は，責任無能力者が他人に損害を与えたときにはその賠償の責任を負わないと規定しており，たとえば，責任能力がないと判断される認知症患者が人身事故を起こしたときには損害賠償責任を負わないで済むのだろうか．前述のように裁判例ならびに学説では，民法713条の責任無能力者の規定は自賠法3条の運行供用者には適用されず，責任能力を欠いていても自賠法3条に基づいて損害賠償責任を負うとされているようである．

　高齢者による自動車人身事故あるいは対物事故については以下のように解釈される．

① 人身事故では，高齢者が自賠法の規定する保有者あるいは運転者に該当するならば，自賠責保険によって損害が填補され，さらに自賠責保険の支払いを超える部分は任意の自動車保険に加入していれば対人賠償責任保険によって填補される.

② 認知症などが原因で責任能力を喪失した状態で人身事故を起こしたとしても，運行供用者責任が成立する場合には，自賠責保険ならびに対人賠償責任保険によって損害が填補されると解釈される.

③ 運行供用者責任が成立せず，民事上の責任も成立しない（責任無能力者と認定されたとき，民法713条）場合には，自賠責保険のみならず対人賠償責任保険も支払われない.

④ 前記③の場合，監督義務者の責任が問題になるが，仮に監督義務者が責任を負う場合であっても，その責任について対人賠償責任保険が必ずしも支払われるわけではない.

⑤ 高齢者が自動車運転によって対物事故を起こし法律上の責任を負う場合，対物賠償責任保険により損害が填補される.

⑥ 高齢者が認知症などによって責任能力を欠く場合には，法律上の責任が成立しない（民法713条）ために対物賠償責任保険は支払われない.

⑦ 前記⑥の場合，監督義務者の責任が問題になるが，仮に監督義務者が責任を

負う場合であっても，ただちに対物賠償責任保険が支払われるわけではない．

自動車損害賠償保障法（自賠法）12条：責任保険の契約は，自動車一両ごとに締結しなければならない．

自動車損害賠償保障法（自賠法）2条

3項：この法律で「保有者」とは，自動車の所有者その他自動車を使用する権利を有する者で，自己のために自動車を運行の用に供するものをいう．

4項：この法律で「運転者」とは，他人のために自動車の運転又は運転の補助に従事する者をいう．

自動車損害賠償保障法（自賠法）4条（民法の適用）：自己のために自動車を運行の用に供する者の損害賠償の責任については，前条の規定によるほか，民法（明治29年法律第89号）の規定による．

民法713条：精神上の障害により自己の行為の責任を弁識する能力を欠く状態にある間に他人に損害を加えた者は，その賠償の責任を負わない．ただし，故意又は過失によって一時的にその状態を招いたときは，この限りでない．

自動車損害賠償保障法（自賠法）3条（自動車損害賠償責任）：自己のために自動車を運行の用に供する者は，その運行によつて他人の生命又は身体を害したときは，これによつて生じた損害を賠償する責に任ずる．ただし，自己及び運転者が自動車の運行に関し注意を怠らなかつたこと，被害者又は運転者以外の第三者に故意又は過失があつたこと並びに自動車に構造上の欠陥又は機能の障害がなかつたことを証明したときは，この限りでない．

☞ 文献

1）大島眞一．Q&A医療訴訟．判例タイムズ社；2015．p.24.
2）山崎勇人．第3編第4章主治医等の責任．古笛恵子 編著．判例にみる高齢者の交通事故 高齢被害者の損害と高齢加害者の責任．日本加除出版．2020．p.388-92.
3）植草桂子．第3編第1章責任能力．古笛恵子 編著．判例にみる高齢者の交通事故 高齢被害者の損害と高齢加害者の責任．日本加除出版．2020．p.326-46.
4）赤塚順一郎．第3編第3章家族の責任．古笛恵子 編著．判例にみる高齢者の交通事故 高齢被害者の損害と高齢加害者の責任．日本加除出版．2020．p.355-70.
5）波多江範幸．第3編第5章高齢者事故における保険．古笛恵子 編著．判例にみる高齢者の交通事故 高齢被害者の損害と高齢加害者の責任．日本加除出版．2020．p.393-405.

JCOPY 498-32898

CHAPTER 8

患者に自動車の運転をやめさせる方法

　診療の現場で私たち医師は，自動車の運転をやめさせたいが患者が納得しないので運転をやめるよう指導して欲しいと患者の家族から依頼されることが少なくない．高齢運転者を抱える家族は，交通事故，とくに人身事故を患者が起こすのではないかと危惧していることが多いのでなんとか運転をやめさせたいと希望しており，その役割を医師に求めているのである．本章では，高齢運転者に自動車運転を諦めてもらう手立てについて考えていく．

なぜ運転を継続したいのかの理由を見極める

　高齢者にやみくもに運転をやめるよう指導しても説得力に欠けることが多い．まずその高齢者がなぜ運転を継続したいのかの理由を探り出すことが先決である．その理由が判明すれば，運転をやめさせるための方針を見出せるかもしれない．運転をやめない患者を観察すると，その理由としてふたつの要因が想定される．ひとつは，社会活動や趣味の視点から運転を継続したいとの思いが運転継続の動機になっているのである．本人が医療機関を受診するためあるいは喫茶店などのモーニングや買い物にいくため，家族の送迎のため（たとえば孫を幼稚園に連れていく）に運転を継続したいと考えている場合である．ごく稀ではあるが運転をすることが趣味なので継続したいと述べる患者もみられる．ふたつめは，本人の身体的状況が良好なことから運転をやめる理由がないのである．言い換えると，老化という現象を認識できないあるいは認識する必要がないほど身体的に元気であるとの思いがあるので，運転を継続することになんら疑念を感じないのである．このふたつの要因が軽重絡み合って運転をやめないのではないかと考えられる．また稀ではあるが，運転をやめると刺激がなくなってしまい認知症になるかもしれないので運転をやめないと主張する高齢者もみられる．身体的に良好であり老化を受け入れない以下の事例を通じて説得によって運転をやめさせることの難しさを著者はしばしば感じている．

事例 14 96歳，男性，周囲からの説得を受け入れず運転を継続している事例

　かかりつけ医から運転は禁止と指導を受けているが何度も自分で運転をして受診してくるので，かかりつけ医から110番通報があり警察が介入することになった．警察官の面接では同じことを何回もいうなどの症状があったので，臨時適性検査の対象となり著者の外来受診になった．妻は，「そんなにもの忘れを感じないし，生活にも支障はない．車に同乗していても運転が危ないと感じることはない」といっていた．本人は，「遠出をする運転はしない．せいぜい毎朝のモーニングや買い物にいくときに運転をしているだけ．高速道路には乗り入れないから大丈夫」と述べていた．診察では，同じ話を何回も述べるが筋道は通っており，かくしゃくとした様子を示していた．難聴以外には身体的に異常はない．神経心理検査では，MMSE：24点，HDS-R：26点，ADAS-J cog.：13点，FAB：10点，WMS-R：8点であった．日常生活動作ADLの評価では，難聴による電話の使用にやや難がある以外に支障はみられない．医学的診断は，軽度認知障害に該当するか否かであり，96歳との年齢を考えると認知症ではないと判断してもよいほど神経心理検査は良好であった．患者は，警察から運転をしてもよいとのお墨付きをもらっていると考えており，市内で90歳以上の人が運転をしているのは自分を含めて3人しかいないと自慢げに話をしている．家族としては，年齢などを考えて運転をやめてもらいたいと強く希望しているが医学的診断から強制的に運転をやめさせる手段はない．医師から運転免許の自主返納を勧めたが拒否された．この事例では，家族やかかりつけ医，警察，臨時適性検査を実施した医師すべてが運転をやめてもらいたいと考えているが本人はやめる気が全くない．この患者にどうしたら運転をやめさせることができるのだろうか．

運転をやめさせる通常の方法

　認知症との診断を受けている患者の場合には，まず法律で運転が禁止されていることを伝えて運転を諦めてもらうことを考える．患者がただちにそれを受け入

JCOPY 498-32898

れてくれる場合には問題はないが，受け入れないときにはその後の対策を考えなければならない．運転禁止を受け入れない認知症患者をみると，認知症が軽微から軽度の段階に位置することが多い．中等度以降に進展すると，運転をしようとの関心や意思もなくなってくるようである．認知症患者といえども運転を継続した結果，人身事故などを起こしたときには患者本人の責任になることを強調することで運転を諦める患者がみられる．患者が納得しない状況で車を売り払ったり強制的に免許を返納させたりした場合には，後々まで患者と家族との間で諍いが絶えないことが少なくない．任意通報制度を利用し公安委員会に申し出るとの選択肢もあるが，実際にはそこまで行う医師はほとんどいないと思われる．いずれにしても時間をかけて患者に運転をやめるように指導することが重要である．

　認知症の有無にかかわらず高齢者では，運動機能や判断能力の低下が進んでいることを説明し，咄嗟の場合にブレーキを踏む時間が遅れたりするので交通事故を起こしやすいことを説明するのもよい．さらに人身事故の重大さを強調して運転を諦めるように説得するとうまくいく場合もある．最終的には，事故によって本人や家族に莫大な賠償金が科せられること，最悪の場合には刑務所に入ることがあるなどとやや脅かし的な指導を行うことも選択肢のひとつであろう（その是非は別にして）．

　買い物や金融機関にいくために運転が必要であると主張する高齢者に対しては，本人に代わってその用事を代行できる人間を選定できるならば，運転をやめてくれるかもしれない．たとえば，買い物については娘や嫁が運転をして本人を連れていく，訪問ヘルパーなどの利用を代替案として本人に示すことで運転をやめさせることができるかもしれない．

　認知症と診断されていない高齢運転者に対しては，法的根拠を持ち出して運転をやめさせることはできないので，前述のように運動機能の低下，判断力や注意機能の衰え，事故を起こしたときの責任の重大さなどを指摘して自主的に運転を諦めてもらうよう説得を試みることになる．

　現在住んでいる地域は不便なので運転をしないと生活を継続することができないと主張する患者が少なくない．人口が集中する大都市と異なって地方では過疎化が進行し，公共交通機関が乏しい地域では，車がないと生活ができないと思われるかもしれない．しかし，現実にはそのような地域でも運転免許を以前からもっていない高齢者は生活を継続しているのである．車を運転する高齢者は，運

転による利点に慣れてしまい運転をしない生活を想像できないことから，生活の継続ができないと考えがちになっているのである．そのように考えている高齢者には，「あなたの地域でも，運転免許をもたずに昔から生活をしている人々はたくさんいるのです．車の運転に頼らずに生活をしている人がいるのです．ですから車がないから生活ができないと考えるのは誤った考えともいえるのです．車がないと生活ができないと考えず，車がない状態でどうやって生活を継続できるかを考えていきましょう」などと伝えて運転を諦めてもらう指導を行うとよい．

さらに運転をやめさせる具体的な方法を知りたい読者は拙書（川畑信也．高齢ドライバーに運転をやめさせる 22 の方法．小学館；2019）を参照して頂きたい．

🚗 どうしても運転をやめないときの医師の対応

考えられる方法で運転をやめるよう指導しても効果がなく運転を継続する高齢者あるいは認知症患者が少なからずみられる．その場合の医師の対応を考えると，まず本人に運転をやめるよう伝えたこと，ならびに家族にも運転は禁止であり本人に運転をやめさせるよう指導したことを診療録（カルテ）に記載しておくことが必須である．交通事故や人身事故を起こした場合，運転をしていた本人の責任であることは原則である．また，認知症患者の場合には運転を放置していた家族にもその法的責任が及ぶかもしれない．患者や家族によっては，医師から運転をやめるよう指導されたことはないと主張する可能性がある．仮にそのように主張されても医師に刑法上の責任が及ぶことはないが，被害者側から民事上の損害賠償請求がなされる可能性はゼロではない．後々のトラブルに巻き込まれないために運転は禁止であるとの趣旨で診療録に記載をしておくことが重要である．

どうしても運転をやめさせたいと考えるならば，任意通報制度の利用や最寄りの警察署への通報を行うしかない．その後，臨時適性検査の対象になり各都道府県公安委員会によって認定された医師による診療に進んでいくことになる．著者の経験では，頑強に運転継続を主張していた者であっても臨時適性検査の命令が出されると運転を諦めて免許の自主返納をすることが少なくないようである．

JCOPY 498-32898

CHAPTER 9

運転免許に関連する診療の問題点と課題

　高齢運転者の免許更新の厳格化を目的に 2017 年 3 月に道路交通法が改正され，私たち医師が運転免許に関連する診療に関わらざるを得ない状況が発生している．2022 年 5 月にいくつかの変更点を含めて改正が重ねられている．この改正道路交通法は医学的視点から適切な内容になっているのだろうか．本章では，医師の立場から改正道路交通法を含めた運転免許に関連する診療におけるいくつかの問題点を指摘しておきたい．

かかりつけ医・非専門医が診療に携わることができるのか

　最初に結論を述べると，かかりつけ医・非専門医が運転免許に関連する診療に携わることは難しいといえる．その理由として，①通常の認知症診療以上にその診療が難しいこと，②診断書を作成するうえで必須である神経心理検査や脳画像検査の実施が困難な場合が多いこと，が挙げられる．通常の外来でも認知症かどうかを判断して欲しいと求められた場合，かかりつけ医・非専門医にとって認知症診療のスキルに自信がないことが多いのではないだろうか．自身の診療スキルに自信がある，あるいは認知症診療に積極的に取り組みたいとの姿勢がある場合を除いて認知症専門医療機関に患者を紹介する場合が多いと推測される．さらに運転免許に関連する診療では，認知機能障害が軽度の段階に位置する患者がほとんどであり，詳細な神経心理検査や脳画像検査などを実施しなければ，その診断に苦慮することが多いといえる．果たして認知症診療に慣れていないかかりつけ医・非専門医が正確な診断を下すことが可能であろうか．おそらく難しいのではないだろうか．安定した信頼関係を構築してきた通院患者に対して免許取消しとなる可能性のある診療に前向きになれるか否かの問題もあると思われる．以上の理由や要因によって，かかりつけ医・非専門医が運転免許に関連する診療に携わることは非常に厳しいといわざるを得ない．

認知機能検査で「認知症のおそれがあり」の根拠は正当なのか

　2022年5月改正の道路交通法では，認知機能検査の結果，36点未満は「認知症のおそれがあり」と判断されることになっている．その理由として，警察庁のホームページを閲覧すると，先行研究から36点未満がCDRでの軽度認知症（CDR 1）に該当するとの根拠によっているようである．それならば，2021年に第一分類（これもCDR 1に該当するとされていた）と判定され処遇が判明している33,998名で取消し処分になった者（つまり認知症と診断された者）がわずか996名（2.9%）しか存在しないのはなぜであろうか．さらに認知症ではないが認知機能の低下がみられ，今後認知症となるおそれがあるが9,898名（29.1%），認知症ではないが2,831名（8.3%）にも及んでいる理由はどこにあるのだろうか．警察庁の根拠が正しいならば，2017年3月改正による第一分類（49点未満）あるいは2022年5月改正による「認知症のおそれがあり」（36点未満）と判断された場合，ほとんどの者が認知症と診断されなければならないはずである．しかし，2021年の統計ではわずか2.9%しか認知症と診断されていないのである（Chapter 1 図16 参照）．この乖離はどこに原因があるのだろうか．警察庁による判別根拠が正しいとするならば，診断書を作成した医師の多くが診断を誤っていることになる．逆に医師の診断が妥当とするならば，警察庁が策定した判別根拠に問題があることになる．警察庁はこの乖離について検討すべきではないだろうか．

 ## 警察庁が規定する認知症判断の根拠の不適切さ

　道路交通法が規定する認知症は，「アルツハイマー型認知症その他の神経変性疾患，脳血管疾患その他の疾患（特定の疾患に分類されないものを含み，せん妄，うつ病その他の気分障害，精神作用物質による急性中毒又はその依存症，統合失調症，妄想性障害，神経症性障害，知的障害その他これらに類する精神疾患を除く）により日常生活に支障が生じる程度にまで認知機能が低下した状態」とされている．つまり，道路交通法の定める認知症とは，介護保険法5条の2第1項（アルツハイマー型認知症その他の神経変性疾患，脳血管疾患その他の疾患

JCOPY 498-32898

により日常生活に支障が生じる程度にまで認知機能が低下した状態として政令で定める状態）とほぼ同じ定義になっている．日常生活に支障をきたしていないごく軽度の段階の認知症は，道路交通法では認知症とされないのである．この場合には免許の取消しにならないのである．医学的には日常生活に支障をきたさないが社会生活にてなんらかの支障をきたしている場合にも認知症との診断を下すのは当然のことである．警察庁がいう認知症の規定では，医学的に診断される認知症の一部では運転を継続してよいとの解釈も成り立つのである．著者の外来に回ってくる臨時適性検査で疑義事例とされる理由は，日常生活に支障がないことから認知症ではないが認知機能の低下がみられ，今後認知症となるおそれがあるとの病名にチェックが入っているが，HDS-R の得点が不良な点が問題であるとするものが多い．しかし，HDS-R の得点が不良であっても日常生活に支障がない場合には認知症との診断には至らないと考えるのは警察庁の見解ではないだろうか．介護保険法が定める認知症の定義と医学的に下される認知症のそれに齟齬が存在することが運転免許に関連する診療の現場で混乱を招いていることは否めないのである．

医師の診断書提出によって認知機能検査が免除される仕組みに問題はないのか

　2022 年 5 月の改正では，事前に医師の診断書に該当するような証明があれば，認知機能検査の受検を免除するとの規定が付け加えられている．警察庁のホームページを閲覧してもそれ以上の詳細な内容が公表されていないので，この仕組みがなぜ設定されたのか，診断書を作成するための基準があるのかなど不明な点が多い．一部の受検者用の抜け道的な意味合いを想像してしまうが，免許更新希望者全員が無条件に認知機能検査を受検するという公平性に欠けるのではないだろうか．たとえば，運転が生活に必須と考えている通院中の患者に対して主治医が忖度して診断書を作成することはないのだろうか．整合性のある診断書が提出されたとき，その内容の真偽を見極めることは可能なのだろうか．2022 年 5 月の改正のなかで唯一余分な仕組みを設定したのではないかとも解釈される．

2022年5月改正の認知機能検査に問題はないのか

　2022年5月の改正によって認知機能検査から時計描画課題が廃止され，時間に関する見当識と記憶機能のふたつの認知機能を評価することに変更になっている．得点の比率は20：80であり，記憶機能の比重が大きくなっている．おそらく認知症の原因疾患のなかで記憶障害が主要徴候となるアルツハイマー型認知症を拾い上げることが主な目的になっているものと推測される．逆にいえば，記憶障害が目立たないアルツハイマー型認知症，たとえば，もの盗られ妄想などの精神症状が活発なタイプや生活障害が前景に立つタイプ，視空間認知障害が主な症状になっているタイプなどでは，この認知機能検査の様式では比較的良好な成績を獲得できる可能性がある．また，幻視が主要徴候になるレビー小体型認知症や実行（遂行）機能障害が先行する血管性認知症もこの認知機能検査ではスルーされる可能性が高い．多数の免許更新希望者を対象とするスクリーニング検査としてはやむを得ないかと思われるが，それを考慮しても評価をする認知機能が見当識と記憶機能のふたつに限定されたことが今後どのような結果を招くのかは検討する必要があるといえるのだろう．

 ## 診断書作成のための医師の診断能力

　医療側の問題点として診断書を作成する医師の診断能力の適否が挙げられる．臨時適性検査を通じて著者が感じていることは，運転免許に関連する診療において診断書を作成するための知識や認識が医師側に足りないのではないかということである．認知症診療では，認知機能障害が軽微から軽度の段階では認知症なのか軽度認知障害に該当するのかの判断が難しいので病名については個々の医師の判断でよいといえるが，問題はその後の総合所見の記載や神経心理検査，脳画像検査との整合性である．この整合性を十分認識していない診断書が少なからずみられることは残念なことである．整合性のある診断書をいかに作成するかが医師側の課題であることを指摘しておきたい．

JCOPY 498-32898

索　引

川 畑 信 也（かわばた のぶや）
八千代病院 神経内科部長
愛知県認知症疾患医療センター長

昭和大学大学院（生理系生化学専攻）修了後，国立循環器病センター内科脳血管部門，秋田県立脳血管研究センター（現 秋田県立循環器・脳脊髄センター）神経内科を経て，2008 年八千代病院神経内科部長，2013 年愛知県認知症疾患医療センター長兼任.

1996 年から認知症の早期診断と介護を目的に「もの忘れ外来」を開設し，現在までに10,000 名以上の患者さんの診療を行ってきている．2015 年から愛知県公安委員会認定医（運転免許臨時適性検査），2016 年 4 月から愛知県安城市認知症初期集中支援チーム責任者，2018 年 2 月から愛知県の西尾市ならびに知立市の認知症初期集中支援チームのアドバイザー兼務.

所属学会：
日本神経学会，日本脳血管・認知症学会，日本老年精神医学会，日本脳卒中学会，日本認知症学会，日本神経治療学会など.

著書：
• 医師が知っておきたい倫理学・医療倫理―その医療行為は倫理に適っていますか？（中外医学社; 2023）
• 続 医師が知っておきたい法律の知識―医療トラブルを回避する対策（中外医学社; 2022）
• 医師が知っておきたい法律の知識―医療現場からみた医事法解説（中外医学社; 2021）
• イラストでわかるせん妄・認知症ケア―家族の様子がおかしいと感じたら（法研; 2020）（一般向き書籍）
• 認知症診療のために知っておきたい法制度・法律問題（中外医学社; 2020）
• 臨床医のための医学からみた認知症診療　医療からみる認知症診療　治療編（中外医学社; 2020）
• 第二の認知症 レビー小体型認知症がわかる本（法研; 2019）（一般向き書籍）
• 高齢ドライバーに運転をやめさせる 22 の方法（小学館; 2019）（一般向き書籍）
• 認知症に伴う生活習慣病・身体合併症　実臨床から考える治療と対応（中外医学社; 2019）

- 臨床医のための医学からみた認知症診療　医療からみる認知症診療　診断編（中外医学社; 2019）
- 事例から考える認知症のBPSDへの対応―非薬物療法・薬物療法の実際（中外医学社; 2018）
- 改訂2版 かかりつけ医・非専門医のための認知症診療メソッド（南山堂; 2018）
- 知っておきたい改正道路交通法と認知症診療（中外医学社; 2018）
- プライマリ・ケア医のための認知症診療入門（日経BP社; 2016）
- かかりつけ医・非専門医のためのレビー小体型認知症診療（南山堂; 2015）
- 認知症診療に役立つ77のQ&A（南山堂; 2015）
- 事例で解決！ もう迷わない抗認知症薬・向精神薬のつかいかた（南山堂; 2014）
- 事例で解決！ もう迷わない認知症診断（南山堂; 2013）
- 臨床医へ贈る 抗認知症薬・向精神薬の使い方 こうすれば上手に使いこなすことができる（中外医学社; 2012）
- これですっきり！ 看護＆介護スタッフのための認知症ハンドブック（中外医学社; 2011）
- 日常臨床からみた認知症診療と脳画像検査―その意義と限界（南山堂; 2011）
- かかりつけ医・非専門医のための認知症診療メソッド（南山堂; 2010）
- かかりつけ医の患者ケアガイド 認知症編（真興交易医書出版部; 2009）
- どうする？ どう伝える？ かかりつけ医のための認知症介護指導Q & A（日本医事新報社; 2008）
- 早期発見から介護まで よくわかる認知症（日本実業出版社; 2008）
- 患者・家族からの質問に答えるための認知症診療Q & A（日本医事新報社; 2007）
- 知っておきたい認知症の基本（集英社新書; 2007）
- 日常臨床に役立つ神経・精神疾患のみかた（中外医学社; 2007）
- 事例から学ぶアルツハイマー病診療（中外医学社; 2006）
- 物忘れ外来ハンドブック アルツハイマー病の診断・治療・介護（中外医学社; 2006）
- 「物忘れ外来」レポート 認知症疾患の診断と治療の実際―すべての臨床医のための実践的アドバイス（ワールドプランニング; 2005）
- 物忘れ外来 21のケースからみる臨床医のための痴呆性疾患の診断と治療（メディカルチャー; 2005）

ゼロから始める運転免許に関連する診療
〜医師はなぜ診断書の作成を誤るのか？〜 ⓒ

発　行　2023 年 5 月 25 日　1 版 1 刷

著　者　川　畑　信　也

発行者　株式会社　中外医学社
　　　　代表取締役　青　木　　　滋
　　　　〒 162-0805　東京都新宿区矢来町 62
　　　　電　話　（03）3268-2701（代）
　　　　振替口座　00190-1-98814 番

印刷・製本/横山印刷㈱　　　　　〈KH・AK〉
ISBN978-4-498-32898-3　　　　Printed in Japan